薬に頼らず血圧を自力で下げるコツ

東京都健康長寿医療センター 顧問
桑島 巖 著

河出書房新社

はじめに

血圧高めといわれたらまず生活習慣の見直しを

超高齢社会を迎え、生活習慣病への注目がさらに高まっています。1970年には310人しかいなかった100歳以上の人は、7万人近くになりました。この数字は、毎年千人単位で増えていくと考えられています。厚生労働省は、現在65歳の女性の約半数が90歳まで、6％の人が100歳まで生きると発表しています。

私は高齢者医療に長年、携わってきましたが、元気なお年寄りと病気に悩むお年寄りの差が大きくなったことを実感しています。同じ80歳でもピンピンと元気な人がたくさんいる一方、寝たきりの生活を強いられている人も多いのです。それは100歳でも同じことです。

新聞や雑誌に「人生100年時代到来」という見出しをよく見ますが、私は近い将来、「人生110年時代」が来ると考えています。いつまでも元気に老後生活を送るために、生活習慣病の予防に一層の注目が集まることは当然といえます。

みなさんは、生活習慣病と聞いて、最初に何を思い浮かべますか？　糖尿病、メタボリックシンドローム、肥満、脳梗塞など、答えはさまざまかもしれません。

本書では高血圧に注目して生活習慣病の予防を考えていきます。なぜなら、高血圧はすべての生活習慣病の原因であり、最も多くの人が最初に不調に陥る病気だからです。みなさんもこれを機会に、自分の血圧を見直してみてはいかがでしょうか。

血圧とは血管の内壁にかかる圧力

では、質問です。

血圧とは何ですか？

この単純な質問に答えられない人は、意外と多いものです。

人間の心臓（正確には心臓の左心室）は、1分間に約70回、ポンプの要領で血液を体に送り出しています。これを拍動と呼びます。

拍動によって血液が送り出されると、血管の内壁に強い圧力がかかって膨らみます。このときの値が上の血圧、あるいは収縮期血圧です。血管は膨らみますが、心臓が収縮しているので「収縮期」といいます。

血液を押し出した後、心臓は次の血液を取り込むために拡張します。このときに血管にかかる圧力は最も弱くなります。これが下の血圧、あるいは拡張期血圧です。心臓が収縮と拡張を繰り返すたびに、血管にかかる圧力が強くなったり弱くなったりしているわけです。

1秒間に一度ずつ、大量の水をゴムホースに流したり止めたりすると、ホースが膨らんだり縮んだりしますね。それと同じ理屈です。違うのは、血管は自らの締めつける力で血液を先へ先へと送っていることです。

1分間に70回ということは、1時間で4200回、1日に約10万回も拍動が繰り返されます。赤ちゃんの血管は柔らかく柔軟性がありますが、大人の血管は老化してだんだんと硬くなっていきます。それは拍動を繰り返したダメージの結果と考えられます。

高血圧になる原因は3つ

次に、ホースの内側にかかる水圧が高くなる理由を考えてみましょう。
主な原因は3つ考えられます。

1 流れる水の量が多い

2 ホースが硬くなって、しなやかに膨らまなくなっている

3 ホースを外から何かが絞っている

血圧って何？

収縮期血圧（上の血圧）

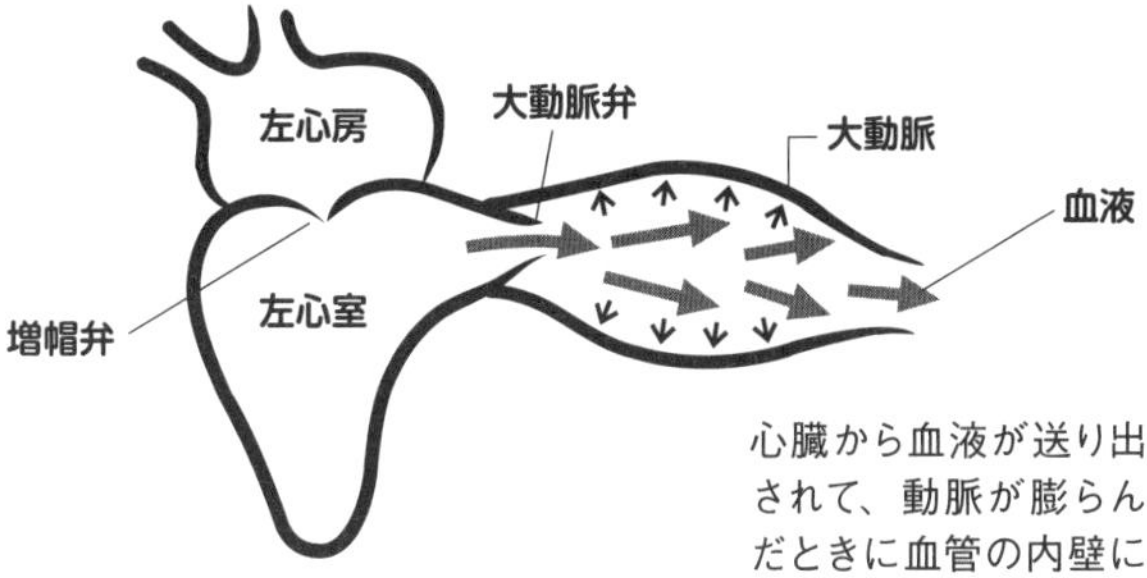

心臓から血液が送り出されて、動脈が膨らんだときに血管の内壁にかかる圧力。血管がしなやかなほど、低くなる。

拡張期血圧（下の血圧）

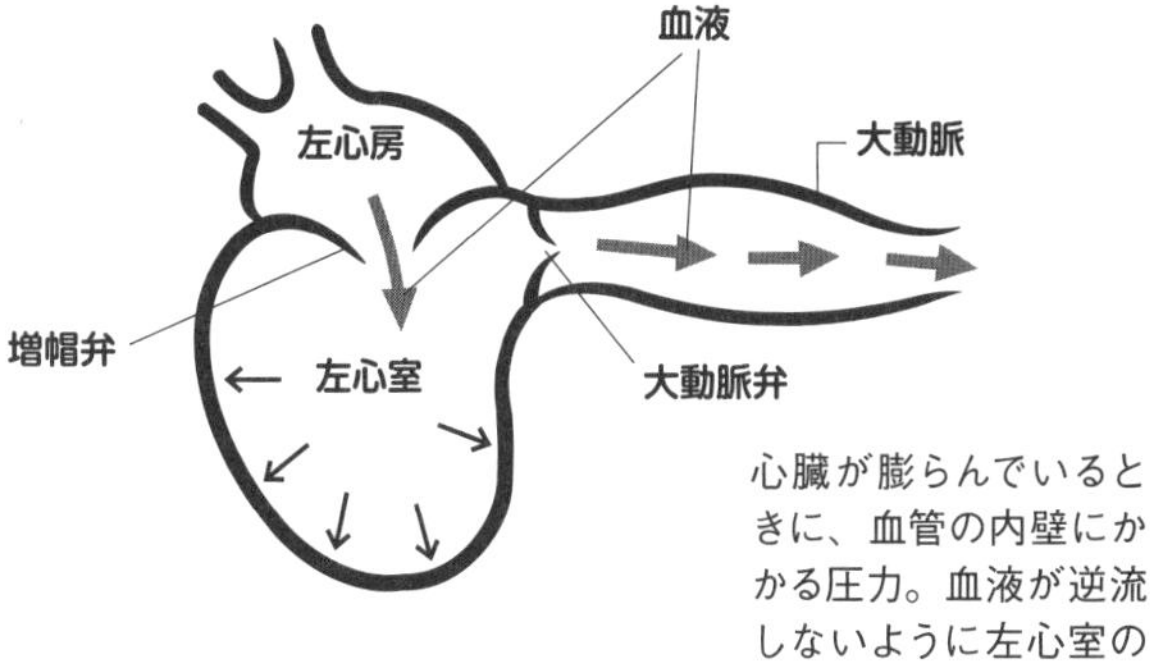

心臓が膨らんでいるときに、血管の内壁にかかる圧力。血液が逆流しないように左心室の弁が閉じる。

これを血管と血圧に置き換えてみましょう。すると、こうなります。

1　流れる血液の量が多い

2　血管が硬くなって、血液が流れてきてもしなやかに膨らまない

3　血管が外から絞られて狭くなり、血流が速くなる

続いて、それぞれの原因を考えてみましょう。

1　流れる血液の量が多い

塩分の取り過ぎです。塩分が多いと、生命を維持するホルモンなどが正常に働かないため、血液は塩分濃度を薄めようとして水分を取り込みます。すると血管内の血液量が増えて血圧が高くなります。日本人に最も多いタイプで、パンパン型といいます。

2　血管が硬くなって、血液が流れてきてもしなやかに膨らまない

血管の老化です。血管の、壁の弾力性が失われたり、内側にコレステロールが沈着したりして、内壁がカチカチになります。

3　血管が外から絞られて狭くなり、血流が速くなる

ギュウギュウ型と呼ばれる高血圧です。ふたつの原因が考えられます。

ひとつめは交感神経の刺激です。ストレス、興奮、喫煙などによって交感神経が刺激されると、血管が収縮して一時的に血圧が上がります。これが慢性化すると、高血圧の原因となります。

ふたつめは一種のホルモン異常です。人間の体には、レニン-アンジオテンシン系と呼ばれるナトリウムを溜めて血圧を維持する機能があります。腎臓への血液が減ると、腎臓の血管の壁からレニンという物質が分泌されてナトリウムを確保しようとします。この過程でできるアンジオテンシンⅡという物質が末梢血管を収縮させるのです。このホルモン系統が何らかの理由で過剰に亢進すると、血管が絞られて血圧が異常に上がります。

自覚症状がないから怖い

血管がしなやかな子どもの収縮期血圧は90〜100㎜Hgです。ところが、成長するに従って不適切な食事習慣やストレスによって40歳を超える頃から血圧は上がってきます。全国で約1010万人が140㎜Hg以上の高血圧と診断されています（平成26年：厚生労働省発表）。これは治療を受けた患者数ですから、健康診断で警告を受けても放置している人を含めれば、実際には約4千万人が高血圧と考えられます。

高血圧は自覚症状がない病気です。血圧が高いからといって、お腹が痛くなったり気分が悪くなったりすることはありません。それだけに「みんなと同じだ。オレも平気だろう」と、軽く見られがちです。

しかし、それは誤りです。

高血圧になる3つの原因

1　塩分の取り過ぎで血液量が増える（パンパン型）

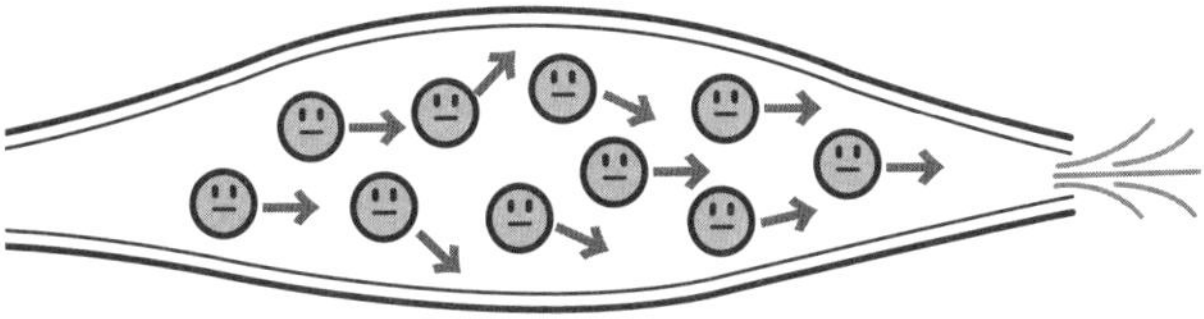

2　血管が老化してしなやかさが失われてカチカチになる

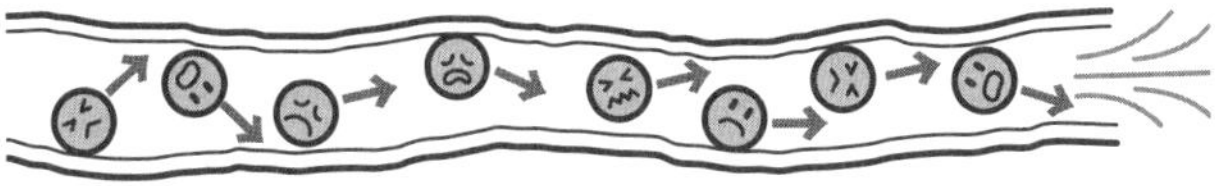

3　ストレスや喫煙が原因（ギュウギュウ型）
上下から圧されて血管が細くなっている

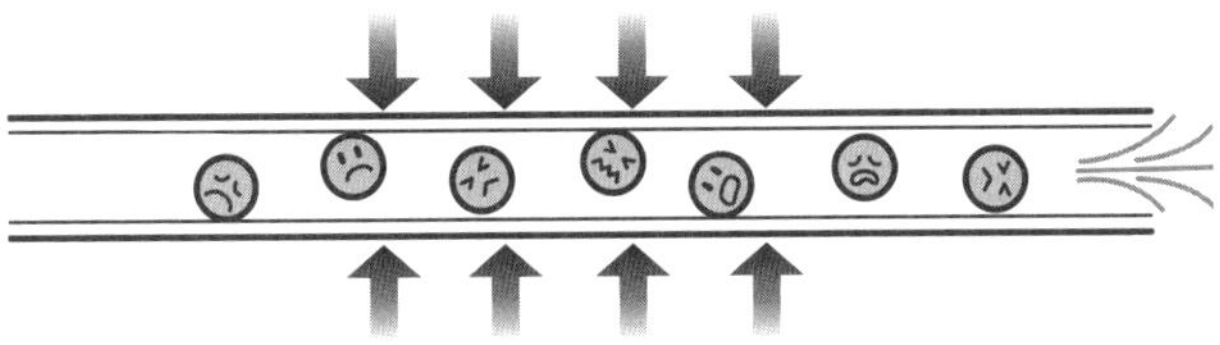

高血圧は重篤な病気の第一歩です。軽く見ていると、要介護生活に陥る大きな発作につながりかねません。

高血圧が引き起こす恐ろしい合併症については、第5章でくわしく解説しています。ぜひ、正しい知識を身につけてください。

そして、「血圧が高めですよ」と指摘を受けたら、まずは生活習慣を見直す謙虚な心構えを持つことが大切です。薬に頼るのではなく、自分ができることから少しずつ改善するようにしてください。本書では、今日から誰でも始められる方法をご紹介していきます。

血圧ミニ知識

1　単位はmmHg

血圧の単位は、mmHgと書いて「ミリメートル水銀」と読みます。130mmHgは、かつてよく使用されていた水銀血圧計の水銀を130mm押し上げる力ということです。水銀の重さは水の13.6倍ですから、水に換算すると1m77cmも押し上げることになります。

2　1回の拍動で送り出される血液は約70cc

心臓がドックン、と1回収縮するたびに約70ccの血液が送り出されます。1分間に70回拍動すると、約5ℓ。これは人間の体の中に流れている血液量に相当します。

3　高血圧の基準値は?

理想的な数値を示す至適血圧は「120／80mmHg未満」、高血圧は「140／90mmHg以上」と、日本高血圧学会が定めています。よくいわれる130mmHgは、「正常血圧」と「正常高値血圧」の境界で、いわば予備軍を指します。

成人における高血圧の診断基準

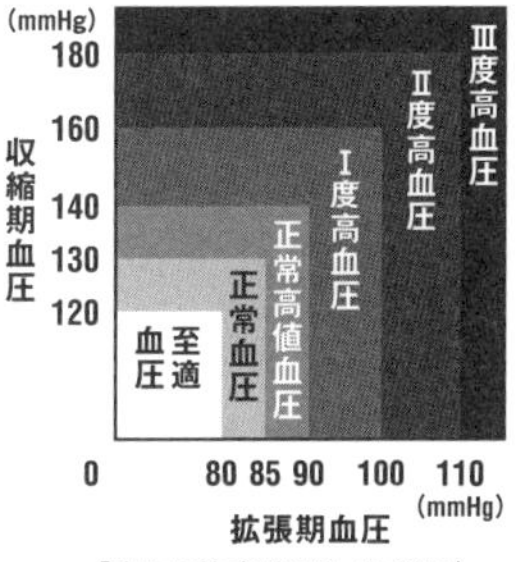

「高血圧治療ガイドライン2014」(日本高血圧学会)より

4　低いほうがいい

血圧が低過ぎるとめまい、ふらつき、立ちくらみなどが起こります。ただ、低血圧の明確な基準値はありません。「収縮期血圧100mmHg以下」などといわれますが、自覚症状がない限り心配はありません。血圧は低いほうがいいと考えてください。

目次

第1章 血圧を下げる食事のコツ まずは塩分控えめに … 21

第2章

血圧を下げる食材と栄養素
ミネラル、たんぱく質など …63

第3章 自律神経を整えるちょっとしたコツ

第4章 血圧を下げるおすすめ運動習慣

第5章 高血圧が引き起こす病気と対策

第1章

血圧を下げる食事のコツ

まずは塩分控えめに

01

塩分控えめの食習慣で血圧120㎜Hgを目指そう！

高齢者になってから要介護生活に陥る一番の原因は、脳卒中と心不全です。

では、脳卒中、心不全はどこの病気でしょうか？

「そんなの、脳卒中は脳、心不全は心臓に決まっているでしょ！」

そう答える人が多いのではないでしょうか。

しかし、正解は両方とも「血管」です。脳出血、脳梗塞、くも膜下出血、心筋梗塞、心肥大、狭心症、さらには大動脈瘤など、人生を暗転させる危険な病気の多くは、血管がボロボロに傷むことによって起こるのです。

血管が傷む最大の原因は高い血圧です。血管の内壁に強い圧力がかかり続けることによって、しなやかだった血管は老化し、いつしか硬くなります。コチコチに硬くなった血管は詰まったり切れたりしやすくなるのです。

では、「高い血圧」とは、いくつのことでしょうか？

日本高血圧学会は１４０㎜Hg以上を高血圧と定めています。**テレビCMでもお馴染みの「１３０㎜Hgを超えたら」は黄色信号。逆に１２０㎜Hg未満であれば健康でしなやかな血管といえます。**ぜひとも、この数値を目指しましょう。

でも、待ってください。

血圧は1日の生活の中で常に変動しています。たとえば、約束の時間に遅れそうになって一生懸命に走れば、血圧は上がります。また、部下がとんでもないヘマをして激怒すれば、血圧は急上昇します。一方、眠っているときは、10〜20％、血圧が下がることが分かっています。

いったい、いつの血圧を基準にすればいいのでしょうか？

血圧を測るベストのタイミングは、起床後30分から1時間以内の朝食前です。それは血圧がとても安定する時間帯だからです。起床直後は一時的に血圧が上昇しますのでこのとき血圧を測定すると高い値が出てしまいます。

かつて血圧は病院や診療所で医師や看護師が測っていましたが、近年は家庭で自分自身で測るのが一般的になってきました。

そこで本書では家庭で測る朝の血圧を基準に話を進めていきたいと思います。

基準血圧を上げる最大の要因は、なんといっても不適切な食生活です。**なかでも血圧を上昇させる一番の犯人は塩化ナトリウム、つまり食塩です**。

食塩の取り過ぎで血圧が上がる仕組みは、とてもシンプルです。

食塩の濃度が高いと生命を維持するホルモンが正しく機能しません。そこで血液は水分を吸収して食塩濃度を薄めようとします。こうして血液量が多くなって血圧が上がるのです。ホースを流れる水の量が増えて水圧が上がるのと同じ理屈です。

そこで第1章では食生活からできるだけラクに塩分を減らすコツをご説明します。

高血圧症でない人の時間ごとの血圧変動

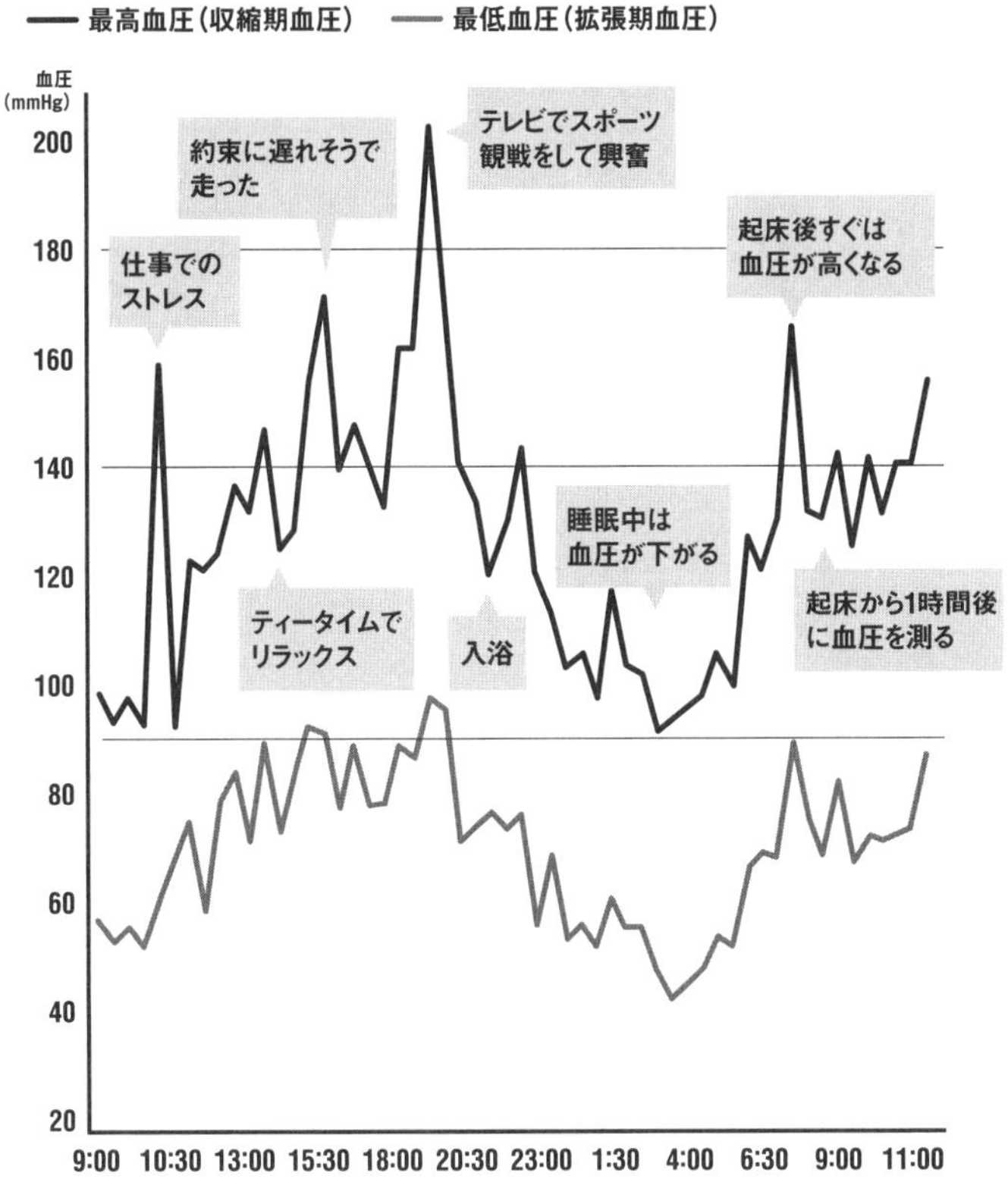

参考資料:『薬なしで血圧を下げる』(扶桑社)

02 和食はヘルシーじゃない!? 塩分摂取量が多い日本人

日本人は伝統的に塩分を多く摂ってきました。昭和29年頃、東北地方の農村ではなんと1日27gの食塩を摂取していたという記録があります。特に、しょうゆ、味噌といった塩分の多い調味料を使うことに加え、魚の干物、魚卵の塩漬け、肉の味噌漬けなど、保存食品を多く食べてきたことによります。

お寿司にしても、1食分の寿司飯には2gの食塩が使われています。さらにしょうゆを大さじ1程度使えば、合計4・6gになります。**「和食はヘルシー」と評価されますが、実は塩分の面で考えれば、そうはいい切れないのです。**

昭和40年頃から、東北地方では住民への減塩指導が行われるようになり、食塩摂取量が次第に減ってきたことや、冷蔵庫の普及にともない保存食の摂取量が少なくなっ

日本人の食塩摂取量（1人1日当たり）

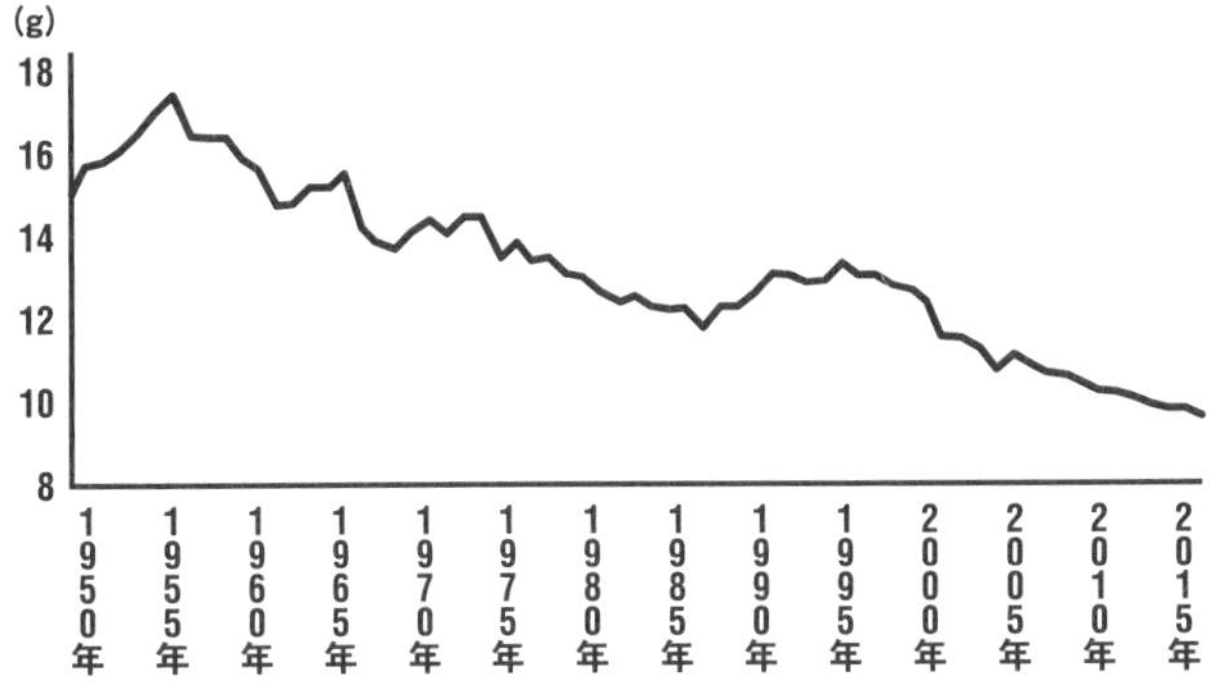

1975年以降は国民健康・栄養調査（厚生労働省）より。1974年以前は味噌、しょうゆ、漬物、塩干魚、小麦製品の消費量動向から求めた推計値
参考資料：「国民健康・栄養調査」、「食糧需給表」、「改訂日本農業基礎統計」

脳卒中の死亡率

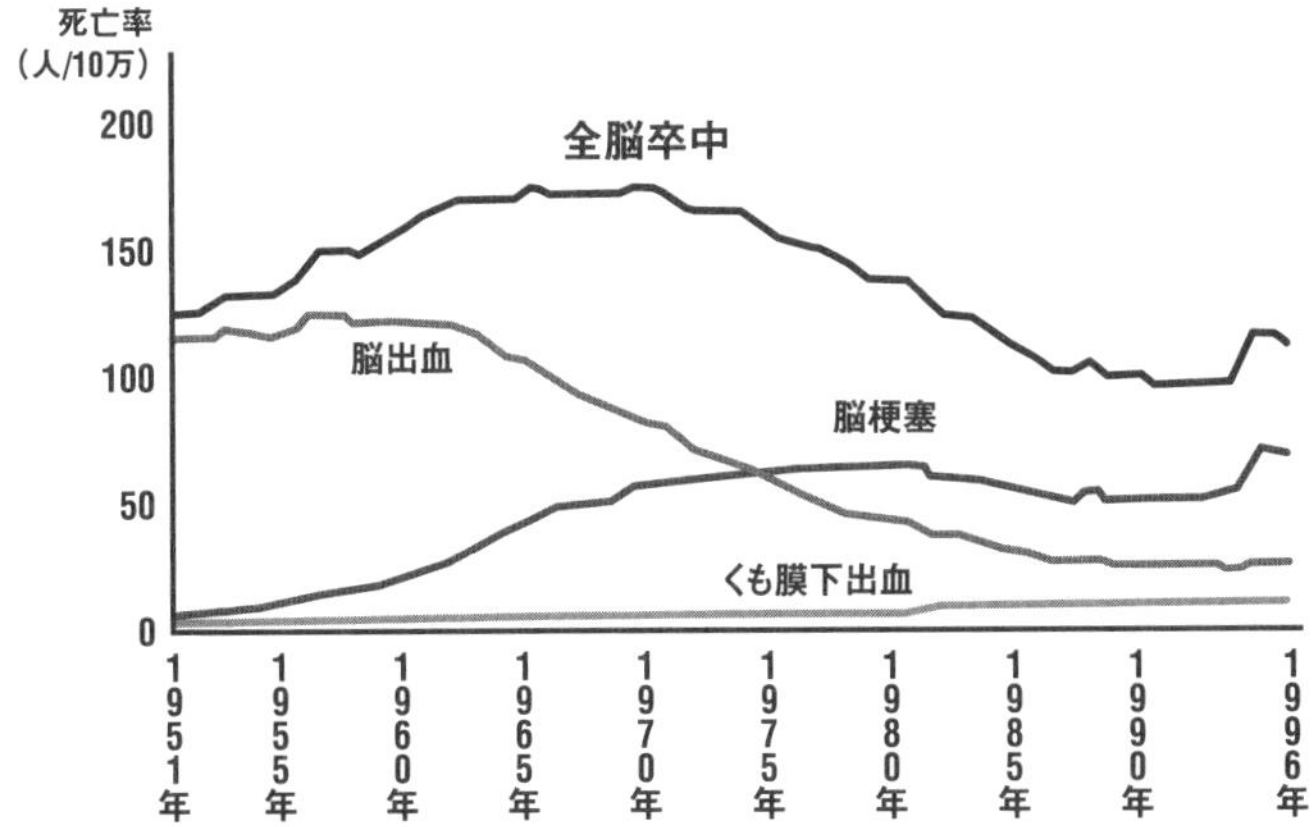

参考資料：「厚生省の指標」

てきたことで、それに呼応するように脳出血で亡くなる人は激減しました。

このように**過去のデータからも、塩分摂取量を減らすことが脳出血減少に直結することは明らかなのです**。

一口に脳卒中といっても、近年は脳の血管が破れる脳出血に代わって、血管が血栓で詰まる脳梗塞が増えていますが、これは心房細動《しんぼうさいどう》という不整脈によってできた心臓の中の血栓が脳に飛んでいって血管を詰まらせるために起こる脳卒中です。

半世紀前と比べると大幅に減少したとはいえ、今でも20歳以上の日本人の1日の塩分摂取量は12・4gで、欧米先進国と比べると多めです。厚生労働省が目標としているのは、成人で1日9g以下。高血圧であれば6gでも多めです。

いきなり半分にしろというのは乱暴に聞こえますが、実はちょっと意識を変えるだけで無理な数字ではありません。私は、とりあえず**1日8gを目標にすることをおすすめしています**。

塩分摂取量の国際比較(2010年)

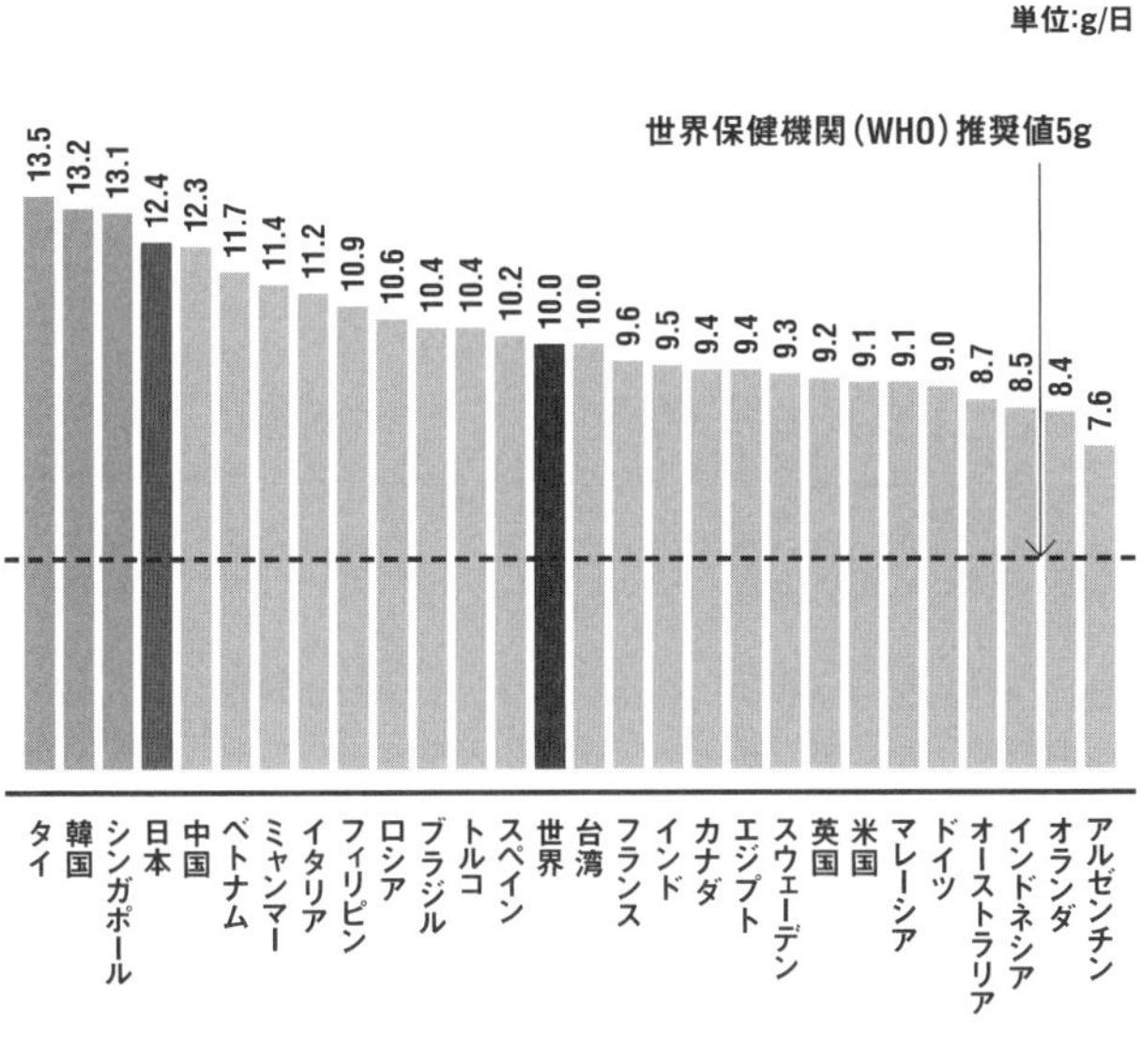

英国医学誌「BMJ」2013年論文掲載の成人ナトリウム摂取量に2.54を掛けた値。アジア数か国を追加。日本は「国民健康・栄養調査」厚生労働省、(20歳以上平均)。
参考資料:橋本壽夫(2015)「世界各国の塩摂取量 網羅した論文公表」(たばこ塩産業)

03 減塩しょうゆを活用しよう! 効果がてっとり早い!

しょうゆは、和食には欠かせない調味料です。野菜炒めや焼き魚にも、ダメ押しでしょうゆをかけるという人は多いようです。しょうゆがないと味がまとまらないと感じるのは、日本人の性かもしれません。

一般的に大さじ1杯のしょうゆには、約2・6gの塩分が含まれています。これはしょうゆの製法上、必要なのだそうです。

何気なく野菜炒めにかけたしょうゆで2・6g。野菜の煮物に使うしょうゆで2・6g。サラダにかけた和風ドレッシングで2・6g。冷や奴にかけたしょうゆで2・6g……。

なんの意識もせずにしょうゆを使っていると、あっという間に10gに達してしまいます。

「そうだ！　薄口しょうゆにしよう！」

そう考えた人、残念でした。薄口しょうゆは普通のしょうゆよりむしろ塩分は高め。大さじ1杯あたり2・9gの塩分が含まれています。薄口というのは色を薄くしているという意味にすぎません。

てっとり早い対策は減塩しょうゆに変えることです。商品によって差はありますが、大さじ1杯あたりの塩分は1・4gほどです。同じように使えば、通常のしょうゆより約50％減塩できます。当初は、「おいしくない」と不評でしたが、今は次第に味のいい商品が増えています。

ただし**減塩しょうゆは、かけ過ぎに注意しましょう。**味が薄いからといって多めにかけてしまっては、元も子もありません。

04

だしを使った減塩しょうゆなら満足度もさらにアップ

塩分を大幅にカットできる減塩しょうゆのなかでもおすすめなのが、減塩だししょうゆです。単なる減塩しょうゆよりも味がよく、献立に合わせた個性的な商品もラインナップされています。

たとえば、冷や奴、おひたし、焼き魚用に造られた商品で、薄味の物足りなさをだしのうま味で補ったスタンダードな商品もあります。

そのほか、ホイル焼き、炒めもの、酢のものに適した「だしわりぽんず」。煮物、照り焼き、天つゆには「だしわり　つゆの素」。さらに亜麻仁油を使った商品などいろいろあります。

どの商品も35〜50%の減塩を達成しています。これならおいしく減塩できそうですね。

減塩だししょうゆは、自分で配合することも可能です。安価にできるうえ、減塩度合いも自由に調整できます。

おすすめの基本レシピは、「しょうゆ3、だし汁5、酢2」です。多めに作ってペットボトルで冷蔵庫に保存し、しょうゆさしに入れて使えばいいでしょう。保存は一週間が目安となります

ポイントは、かつお節やこんぶを使ってだし汁を取ることです。市販のだしの素には塩が入っていますので、ここで手を抜くと逆効果になりかねません。手間をかけることで満足度もアップします。

一度、基本レシピで試したら、好みに合わせて配合を変えてみるといいでしょう。レモンやすだちなど、柑橘類を使えばフレッシュな風味が楽しめます。

05 「かけしょうゆ」より「つけしょうゆ」習慣を

しょうゆを使い過ぎる要因のひとつは、上から食べ物にかける「かけしょうゆ」にあります。冷や奴や刺身を食べるときに、しょうゆをかけると、どうしても余分に使ってしまいます。**なるべく小皿にしょうゆを出して、少しずつつける「つけしょうゆ」にしましょう**。

これはソースも同様です。とんかつやフライにたっぷりとソースをかける人がいますが、それはよくありません。しょうゆほどではありませんが、ウスターソース大さじ1杯にも1・5gの塩分が含まれています。少しずつ、つけながら食べることをおすすめします。

みなさんは、炒めものや焼き魚にしょうゆをかけますか？

野菜炒めや焼き魚には、すでに塩味がついているものです。しょうゆをかけるのは、一種の習慣かもしれません。**減塩生活を始めるのを機会に、当たり前だったしょうゆ習慣を見直しましょう。**

しょうゆを使い過ぎないためのアイデアグッズもおすすめです。**人気があるのはスプレー式しょうゆさしです。**しょうゆが霧状に噴射されるので、食材に薄くまんべんなくかかって少量でもしっかりと味わえます。商品によって噴霧される量が異なり、０・１ccずつという繊細なものもあります。

もうひとつのおすすめが１滴ずつ出るプッシュタイプです。スプレーか、プッシュか、食材によって使い分けたいというわがままな人のために、どちらも使える２ウェイ式も販売されています。

便利グッズの力も借りて、しょうゆ控えめ習慣をラクにつけましょう。

06 味噌汁の味を徐々に薄くすると、いつの間にか減塩体質に

しょうゆと並んで代表的な日本の調味料といえば、味噌ですね。しょうゆは大さじ1杯あたり2・6gの塩分が含まれていますが、**赤味噌には2・3g、白味噌には1・5gの塩分が入っています**。

夏に旬となる葉ショウガやきゅうりを味噌につけて食べると、ビールによく合いますね。しかし、調子に乗って食べ過ぎると、3〜5gの塩分を摂取している計算になります。

また、気になるのは味噌汁の塩分です。**味噌汁の味の濃さは家庭によってさまざまです。一般的な味噌汁1杯あたりの塩分は、1〜3gといわれています**。4人分の味

噌汁を作るのに大さじ4杯の味噌を使っていれば、その味噌汁1杯あたりの塩分は2・3gということになります。

あなたの家の味噌汁が濃いめか、薄めか、味噌汁を作るときにチェックしてみるといいでしょう。


味噌汁の味の好みは馴れによることが多いといわれています。ふだん、濃いめの味噌汁を飲んでいる人は薄めの味噌汁を「物足りない」と感じ、逆の人は濃いめの味噌汁を「しょっぱい」と感じるのです。

私が出演したテレビ番組では、濃いめ派の味噌汁を徐々に薄くしていく実験をしていました。すると、2カ月後には、「おいしい」と感じていた濃いめの味噌汁を「しょっぱい」と感じるようになったのです。

味噌の量を一気に減らすのではなく、少しずつ減らして薄めにすれば、1杯あたり場合によっては2gの塩分をいつの間にかカットできるのです。

07 だしを取るなら、いりこがおすすめ。具だくさん味噌汁で、薄味でも満足感

しょうゆと違って、味噌の塩分は商品によってばらつきがあります。塩分含有量の少ない商品を探して使うのもひとつの手です。また、「減塩」とラベルに大きく謳っている味噌もあります。

味噌汁を作るときに、だしの素を使っている人は多いと思います。水の中にぱっぱっと振れば、だしができてしまうのですから、とても便利です。しかし、その成分のなかには食塩が含まれています。たとえば味の素の「ほんだし」の成分表を見ると、「味噌汁1杯分（1g）について、食塩相当量0・4g」とていねいに表記されていました。

0・4gは微量に感じますが、チリも積もれば山となる、です。10日で4g、1カ月12g、年間146gと計算すれば、バカにできませんね。

だしはなるべくかつお節やこんぶから取って、堂々と無塩でいきたいものです。多めに作っておいて、冷凍保存しておくのがいいでしょう。

高血圧を下げる効果がある、と注目されているのが、いりこだしです。香川県と愛媛県に高血圧患者が少ない理由を調べた結果、どうやらいりこだしが善玉であることが分かってきました。

手間をかけてだしを取るなら、いりこを試してみる価値はありそうです。

野菜、肉、魚、豆腐、油揚げなどたっぷりの具で具だくさん味噌汁にすると、味噌の味つけが薄くても満足感が得られます。また、多くの具材からだしが出ますので、だしの素を使う必要もなくなります。

08 天然塩に変えて10％減塩＋ミネラル補給しよう

塩には大きく分けて、天然塩と精製塩があります。天然塩は自然塩とも呼ばれ、さらに天日塩、岩塩、湖塩の3つに分類されます。

天日塩は天日海水塩ともいわれ、汲み上げた海水を砂浜で干すという、昔ながらの製法で作ります。産地を商品名につけて販売されているケースが多いようです。

岩塩は山の岩場から採取された塩です。地球の地殻変動で陸地に囲まれた海水が蒸発してできたと考えられています。ヒマラヤの塩などが有名です。

湖塩は同じく地殻変動で陸地に囲まれた海水湖から作る塩です。イスラエル、チベット、モンゴル、オーストラリア産などが流通しています。

天然塩には、塩化ナトリウムのほかに、カルシウム、マグネシウム、マンガン、ニッケル、銅、亜鉛などのミネラルが含まれています。

一方の**精製塩は「99%」が塩化ナトリウムです。工業的に塩化ナトリウム（食塩）の成分を高めたものです。赤いキャップの「食卓塩」がその代表です。**

なぜ、精製塩が生まれたかというと、自然塩だけでは大量の需要を賄えないからです。特に加工食品用に使用する塩分は、安価で純度が高いものが求められます。本来、家庭で使う量なら天然塩でもいいはずですが、安くて使い勝手のいい精製塩が一般家庭にも普及したと考えられます。

天然塩の「食塩相当量」は商品によって異なりますが、80〜90%の商品が多いようです。つまり天然塩に変えれば、同量の塩でも精製塩に比べて10〜20%の減塩ができるうえに、ミネラルの補給も可能というわけです。

09 スパイスを上手に使えば健康的に減塩できる

毎日の調理に活用してほしいのが、スパイスです。スパイスを効かせることで、塩を使わなくてもおいしい料理に仕上げることができます。

「スパイスは使うのが難しそうだ」「スパイスは辛い」という先入観を持っている人が多いようですが、それは間違いです。簡単で健康的な使い方を伝授しましょう。

スパイスは紀元前3500年の古代エジプト時代から人間の生活に取り入れられたと考えられています。かつては主に薬用として使われてきましたが、次第に香りや風味を楽しむ食の分野でも尊重されるようになりました。

したがって、お馴染みのスパイスにはさまざまな健康効果を期待することができる

スパイスの健康効果

	食欲増進	消化吸収	肝機能向上（解毒）	脂肪燃焼	抗酸化作用	ホルモンバランス
ニンニク		○	○		○	
ショウガ		○		○	○	
コショウ		○		○		
トウガラシ		○		◎		
ナツメグ	○				○	
クローブ	○					
シナモン	○					
ターメリック	○	○	◎		○	
サフラン						◎
ローズマリー					○	
フェンネル		○				○
タイム					○	
ゴマ			○		○	
カルダモン		○				

出典:『スパイス活用超健康法』（フォレスト出版）

のです。

おすすめなのは市販の瓶詰めスパイスをブレンドして使うことです。**たとえば、ローズマリー、マジョラム、タイム、セージの4種類を混ぜ合わせれば、フレンチ風の本格的なブレンドスパイスになります。**

これを瓶に入れて煮物や炒めもの、サラダに使えば、さわやかな風味に仕上がるというわけです。もう塩の出る幕ではありません。

しかも、それぞれのスパイスが持つ健康的効能も得ることができるのです。

45ページの表を参考に何種類かのブレンドスパイスを用意しておけば、同じ野菜炒めでもいろいろなバリエーションで楽しむことができます。

スパイスの使い方をマスターして、減塩と本格的な味つけを一石二鳥でラクに達成しましょう。

ブレンドスパイスの基本レシピ

インド
クミン：コリアンダー：ターメリック （1：1：1）
クミン：コリアンダー：クローブ：パプリカ （1：1：1/2：1/2）
メキシカン
クミン：オレガノ：パプリカ （1：1/2：1）
イタリアン
オレガノ：バジル：タイム （1/2：1：1/2）
フレンチ
ローズマリー：マジョラム：タイム：セージ （1：1：1：1）
中華
八角：クローブ：シナモン （1/2：1/2：1）

出典:『スパイス活用超健康法』（フォレスト出版）

10 加工食品には塩分が！ナトリウム量に注意

身近にある食材の塩分量をチェックしてみることにしましょう。私たちの食生活を取り巻く塩分は、しょうゆ、味噌、食塩だけではありません。さまざまな加工食品に大量の塩分が使用されているのです。

ひとつひとつの食品を見ていく前に、成分表から塩分量を計算する方法を確認しておきましょう。

左の表は、手元にある「インスタント味噌汁（わかめ）」の栄養成分表示です。**注目してほしいのは、「ナトリウム」の項目です**。食塩は塩化ナトリウムですから、当然、ナトリウムが関連してきます。

インスタント味噌汁（わかめ）栄養成分表示

エネルギー（1食あたり）	31kcal
たんぱく質	1.7g
脂質	0.8g
炭水化物	4.2g
ナトリウム	755mg

食塩相当量＝ナトリウム（755mg）×2.5＝1.9g

「755mgか。なんだ、少ないな」

そう結論を出すのは早計です。塩化ナトリウムの化学式は、NaClでしたね。塩素とナトリウムが1対1で結びついて塩化ナトリウムができています。

そして、それぞれの分子の重さはナトリウム23に対して塩素35です。23gのナトリウムと35gの塩素が結びついて、58gの塩化ナトリウムができるわけです。ということは、ナトリウム：塩化ナトリウムは23：58、つまり1：2・5ですね。ナトリウムの2・5倍が塩化ナトリウム（塩分）の重さとなります。

「ナトリウムの2・5倍が食塩」というルールは覚えておきましょう。すなわち、このインスタント味噌汁（わかめ）に含まれる食塩は0・755×2・5＝1・9gとなります。

最近では、ナトリウム量のほかに2・5倍した「食塩相当量」が記載されることが多くなりました。もし記載がなければ、この計算式を使って塩分を意識しましょう。

11 うどんの乾麺はおっとりした顔で実は超悪玉

日常的に食卓に上る食品の塩分量を見ていきましょう。51ページの表を参照しながら読んでください。

まずは、調味料からスタートです。

目に飛び込んでくるのは、「食塩大さじ1　18g」という数字です。私が推奨している1日8gの2倍以上です。ぜひ、一度、実際に食塩を大さじ1杯取って、眺めてみてください。精製塩の悪玉っぷりを実感できます。

意外と少ないのが、マヨネーズ0・2g、トマトケチャップ0・5gです。逆にブイヨンの2・3gは、しょうゆ、味噌に迫る勢いです。洋風の煮込みによく使われるブイヨンですが、ぜひブレンドスパイスに変えてください。

パン・麺類では、うどん（乾麺）4・3gに注目です。聞くところによると、小麦粉から乾麺を製造する際に、どうしても大量の塩が必要なのだそうです。めんつゆストレート200ccにうどん（乾麺）を食べたら、それだけで11gです。甘辛く煮たお揚げでも乗せたら、大変なことです。

逆にそば（生麺）、スパゲティは0gとパーフェクトです。

水産練り製品、魚（塩蔵品）は、和食の弱点です。おいしいのは分かりますが、なるべく敬遠したいものです。

1食あたり1・9gだったインスタント味噌汁も100gあたりに計算し直すと、10・6gとしょっぱい食品に転落しました。粉末タイプのスープ類にも注意したほうがよさそうです。

身近な食品と調味料に含まれる塩分量

分類	食品名	基準量	塩分量
調味料	食塩	大さじ1	18.0g
	しょうゆ	大さじ1	2.6g
	味噌	大さじ1	2.4g
	トマトケチャップ	大さじ1	0.5g
	マヨネーズ	大さじ1	0.2g
	ポン酢しょうゆ	大さじ1	1.5g
	ブイヨン	1個	2.3g
	めんつゆ（ストレート）	大さじ1	0.5g
パン・麺類	食パン	100g	1.3g
	うどん（乾麺）	100g	4.3g
	そば（生麺）	100g	0g
	中華麺	100g	1.0g
	スパゲティ	100g	0g
水産練り製品	はんぺん	100g	1.5g
	さつま揚げ	100g	1.9g
魚（塩蔵品）	たらこ	100g	4.6g
	新巻鮭	100g	3.0g
肉の加工品	ロースハム	100g	2.5g
	ウインナー	100g	1.9g
乳製品	プロセスチーズ	100g	2.8g
スープ	味噌汁（粉末）	100g	10.6g
菓子類	ポテトチップス	100g	1.0g

参考資料:「日本食品標準成分表2015」（文部科学省科学技術学術審議会資源調査分科会）

12 ドレッシングは上からかけずに和えて使おう

スーパーでドレッシングを買うときには、成分栄養表の「ナトリウム」または「塩分相当量」をチェックするようにしましょう。

編集部調べによると、最も塩分相当量が多かったのが「リケンのノンオイル中華ごま」で1g、少なかったのが「ガリバーフーズ野菜村Wごまミックス」で0・4gでした。意外と差があるものです。

調べてみると乳化タイプよりも分離タイプのほうが、概して塩分量が多いことも分かりました。

また、しょうゆや味噌と同様に「減塩」を謳った商品も多く発売されています。なかには「無塩」ドレッシングもあります。試してみて味が気に入れば、使ってみるの

ドレッシングなどの塩分量

	食品名	塩分相当量(1人前:g)	発売元
ドレッシング	塩ぬき屋 食塩不使用 ドレッシング イタリアン	0	塩ぬき屋
	ガリバーフーズ 野菜村Wごまミックス	0.4	ガリバーフーズ
	リケンのノンオイル 中華ごま	1	リケン
スパゲティソース(レトルト)	やさしくラクケア スパゲッティソースミート風	0.86	ハウス食品
	100kcalマイサイズ アラビータ	1.8	大塚食品
	ミートソース (グルテンフリー)	3.1	大潟村あきたこまち 生産者協会
カレー(レトルト)	塩ぬき屋 食塩不使用 チキンカレー	0.1	塩ぬき屋
	スパイス香る! キーマカレー	2.3	ハウス食品
	元気の源 ゴーゴーカレー	3.1	ゴーゴーカレー グループ

もいいでしょう。

ドレッシングの使い方についてもアドバイスをひとつ。しょうゆは上からかけないほうがいい、と話しましたが、ドレッシングも同様です。

野菜の上からかけると、どうしても多くなりがちです。**ボウルに野菜を入れて、ドレッシング大さじ1を計量し、そこで和えるようにします**。こうするとかけ過ぎる心配がありません。

もともと、「ドレス」とは「身にまとわせる」という意味です。洋服と同じ語源です。野菜に和えて、まとわせるようにするのが正しい使い方です。

編集部では、レトルトのスパゲティとカレーについても調べてみました。**気がついたのは、多くのアイテムに「減塩」商品がラインナップされていることです**。うまく活用していきましょう。

13 外食は概して塩分が多め。メニューの選び方を意識しよう

塩分コントロールをするにあたり、一番の敵は外食です。家庭で調理する場合は塩分調整が可能ですが、外食では知らないうちに塩分をたっぷり摂っているケースが多いものです。

しかも、塩分の効いていない食事は、「まずい」「物足りない」「病人食みたいだ」と感じる人が多いため、食堂やレストランとしても味を濃くする傾向があります。 1日に2回は外食、という人は、特に注意したいところです。

ということで、代表的な外食メニューの塩分量を調べてみました。単独店は店によって味つけが違うので、有名レストランチェーンが公表している塩分相当量で比較してみました。

塩分量トップは、バーミヤンの「担担麺ランチ」9・4g。こってりとおいしいスープには、塩分もたっぷりと入っています。私が推奨している1日8gをはるかにオーバーしています。血圧が高いけれども**どうしても食べたい方は、スープを残すようにしてください**。

天下一品の「あっさり」「こってり」も上位です。なぜか、「あっさり」のほうが塩分量は多いのですね。**とにかく、ラーメンは塩分が多いと覚えてください**。

チキンの味噌かつ煮定食（大戸屋）、デミ煮込みハンバーグ（デニーズ）も上位です。こってり系のソースで煮込むものは、洋の東西を問わず塩辛いようです。スパゲティ、ハンバーグはメニューによる違いが大きいことも分かりました。

意外と塩分が少ないのがハンバーガー（マクドナルド）、牛丼（吉野屋）などのファストフードです。塩分だけの評価では優良といえます。

外食メニューの塩分量（編集部調べ）

大戸屋	塩分相当量（g）
さばの炭火焼き定食	5.5
チキンの味噌かつ煮定食	7.6
四元豚のロースかつ定食	4.4
大戸屋風ばくだん丼　まぐろ4枚盛り	2.7
せいろ蕎麦	2.3
バーミヤン	塩分相当量（g）
担担麺ランチ	9.4
コク旨マーボー豆腐ランチ	4.1
豚肉の生姜焼き	2.7
天下一品	塩分相当量（g）
あっさり	7.5
こってり	6.4
吉野屋	塩分相当量（g）
牛丼（並盛）	2.7
鰻重（一枚盛）	2.2

外食メニューの塩分量（編集部調べ）

デニーズ	塩分相当量（g）
スクランブルエッグモーニング	1.8
焼鮭定食（小鉢を除く）	3.9
デミ煮込みハンバーグ	5.1
和風ハンバーグ	3.4
完熟トマトソーススパゲッティ	3.1
ごろごろお肉のミートソースW	8
アメリカンクラブハウスサンド	4
スモークサーモンとケールのサラダ（ドレッシング除く）	0.9
4種類のシーザードレッシング 45cc	1.7
マクドナルド	塩分相当量（g）
ハンバーガー	1.9
マックフライポテト（M）	0.8

14 毎食のちょっとした工夫で、1日で大きく減塩できる

日常生活で接している食品の塩分量を見てきました。毎食少しずつ塩分量を意識すると1日でどれくらいの減塩ができるのか、簡単な計算をしてみましょう。

まずは、一般的な一日の食事です。

朝食…ハムエッグ、トースト、バター、牛乳
昼食…デニーズのデミ煮込みハンバーグ
夕食…焼き魚（鮭）、冷や奴、サラダ、ご飯、味噌汁

食材の塩分量を計算してみます。

ハム50g（1・25g）、ケチャップ大さじ1（P51より）（0・5g）、食パン50g（0・

65g）、バター10g（0・15g）、牛乳200cc（0・2g）、デニーズのデミ煮込みハンバーグ（5・1g）、鮭100グラム（3g）、冷や奴のしょうゆ大さじ1（2・6g）、サラダのドレッシング大さじ1（1g）、味噌汁（3g）。

合計は17・45gでした。日本人の平均が12・4gですから、平均よりも多めですね。しかし、何も意識せずに食事をしていると、こうなるということです。

次に塩分を減らすことをちょっと意識してのメニュー選びを考えてみます。

朝食…バナナ（0g）、目玉焼き（0g）、ケチャップ（0・5g）、牛乳（0・2g）

昼食…デニーズの和風ハンバーグ（3・4g）

夕食…カレー味の肉野菜炒め（0g）、具だくさんミネストローネスープ（1g）、サラダ＋マヨネーズ大さじ1（0・2g）

合計は5・3gです。

1食で大きく減塩するのはストレスですが、毎食ちょっとずつ工夫することで、ラクに大幅な減塩が可能です。

15 減塩してみればその人の食塩感受性が分かる

高血圧対策をテーマにした本がたくさん出版されています。そのなかには、「食塩を減らしても血圧は下がらない」と書いてある本もあります。はたして減塩をすると、本当に血圧が下がるのでしょうか。

答えは、「日本人では減塩で下がる人が7、8割、下がらない人も2、3割いる」です。

近年、「食塩感受性」という言葉が注目されています。取り込んだ食塩に敏感に反応して血圧が上がるタイプの人を指します。

食塩感受性が高い人は、食塩を摂り過ぎることで血液量が増え、その影響で血圧が上がるのです。これはパンパン型高血圧として、すでに解説しました。**逆に食塩を多く摂っても血圧が上がらない食塩非感受性の人もいます**。多過ぎるナトリウムを尿として排出する腎臓の機能が優れている、などいくつかの理由が考えられますが、まだくわしいことは解明されていません。

しかし、自分の食塩感受性が高いかどうかは、まず減塩を実行してみると数週間で判定できます。特に60歳を過ぎると食塩感受性の人が多くなりますので、ぜひ実行してみることです。

「血圧を下げる」「塩分を減らす」は、健康保険のようなものです。旅行保険をかけて海外旅行をして、無事に日本に帰ってきたときに、「損をした」と怒る人はいないでしょう。同じように脳卒中や心筋梗塞という恐ろしい病が万が一でも起こらないように、塩分を控えて血圧を下げるという「保険をかける」ことをおすすめしているのです。

第2章

血圧を下げる食材と栄養素

ミネラル、たんぱく質など

16 カリウム、マグネシウム、カルシウム。優良ミネラル3種を摂ろう

第1章では塩分摂取を控えるコツを解説しました。第2章では、まず体内の余分な塩分を排出する脱塩と血圧の正常維持から考えます。

ナトリウム（塩分）を尿と一緒に排出すれば、高血圧ばかりでなくメタボ解消、生活習慣病予防にいい効果が期待できます。

血圧を正常に保つ働きをしてくれるのは、カリウム、マグネシウム、カルシウムの優良ミネラル三羽ガラスです。

カリウムはナトリウムと直接結びついて塩出しをしてくれる、脱塩のエースです。

また、マグネシウムとカルシウムは血管の拡張と収縮に関与し、お互いに連携して血

圧を正常に保っています。

日本人は、これらの優良ミネラルの摂取量が少ないことが分かっています。どれも目標摂取量の半分にも満たないのが現状です。ミネラルを多く含む食材を意識的に常備して、積極的に食べるようにしたいものです。

また、すでに解説したように、自然塩にはこれらのミネラルが含まれています。精製塩を自然塩に変えるメリットはここにもあるのです。

ミネラルのほかに海藻類に含まれるアルギン酸、食物繊維、各種ポリフェノール、タウリンにも血圧を下げる効果があり、積極的に摂りたいものです。

17 カリウムは塩出しのエース。なるべく生で摂取したい

カリウムは血圧を高めるナトリウムを排出するとともに、腎臓で再吸収するのを防ぐ働きをします。**つまり、塩出し効果が最も期待できるミネラルといえます。**塩分を取り過ぎている場合は、ナトリウムと一緒に排出されてしまうので、より多くのカリウムを摂取する必要があります。

カリウムは熱に弱く、水に溶けやすいという弱点があります。たくさん摂っているつもりでも、加熱調理やていねいに洗うことで失われていることも考えられます。アボカドや干しあんずなど、生で食べる食材はロスがありません。カリウムの1日の摂取目標値は成人男性で3000㎎以上（日本人の食事摂取基準・2016年版）であるのに対して、日本人の平均摂取量は2294㎎です。どんどん食べたいものです。

カリウムを多く含む食品

（100g中の含有量）

刻み昆布	8200mg
干しひじき	6400mg
干しわかめ	5200mg
小豆	1500mg
大豆（乾き）	1900mg
枝豆（生）	590mg
うるめいわし（丸干し）	820mg
ほうれん草	690mg
切り干し大根	3500mg
干しあんず	1300mg
アボカド	720mg

出典:『日本食品標準成分表2015年版（七訂）』

18 マグネシウムは血管を拡張する超優良ミネラル。豆類に豊富

マグネシウムは血管を拡張して血圧を下げる超優良なミネラルです。また、交感神経を抑制してギュウギュウ型の高血圧を抑えてくれます。さらに血糖値を調整して動脈硬化を防ぐという働きも報告されています。まさにスーパーマン的な存在といえそうです。

しかし、日本人は1日の摂取目標値452㎎に対して、243・5㎎しか摂れていないというデータがあります。意識して摂らないと目標には達しません。

マグネシウムが多い食材の代表が豆類です。納豆などの大豆製品、いんげん豆のほか、アーモンド、カカオなども優良です。また、玄米には白米の7倍のマグネシウムが含まれています。ときどき玄米を炊くのもおすすめです。

マグネシウムを多く含む食品

（100g中の含有量）

玄米	110mg
いわし煮干し	230mg
いんげん豆（乾燥）	150mg
干しひじき	640mg
納豆	100mg
アーモンド（いり、無塩）	310mg
バナナ	32mg
ほうれん草	69mg
ごぼう	54mg
やまといも	28mg

出典：『日本食品標準成分表2015年版（七訂）』

19 カルシウムは健康な血管を作り、血圧を安定させる

カルシウムはマグネシウムと連携して血圧を正常に保つ役割を担っています。カルシウムが不足すると、それを補おうとして骨からカルシウムが溶け出し、それが血管を収縮させてしまいます。また、カルシウムは骨や血管の細胞を作る大切な材料になります。健康で若々しい血管が血圧を安定させることは明らかです。

ところが、カルシウムも摂取目標値の２５００㎎に対して５０５㎎しか摂れていないことが分かっています。毎日、しっかりと摂りたいものです。

カルシウムといえば、牛乳が思い浮かびますが、**わかめやひじきなどの海藻類にも多く含まれています。**そのほか、キャベツ、オクラ、ほうれん草などが推奨したい野菜です。

カルシウムを多く含む食品

（100g中の含有量）

干しえび	7100mg
いわし煮干し	2200mg
どじょう	1100mg
干しひじき	1000mg
アーモンド	260mg
オクラ（生）	92mg
ピーナッツ	190mg
牛乳	110mg

出典:『日本食品標準成分表2015年版（七訂）』

20 アルギン酸にダブルの塩出し効果。食物繊維もたっぷり摂ろう

67ページの表の通り、海藻類には脱塩効果のあるカリウムが含まれています。ところが、海藻には、それ以外の有効成分が含まれていることが分かってきました。

その正体がアルギン酸です。アルギン酸は海藻の組織内でカリウムと結合した形で存在しています。体内に摂り込まれたアルギン酸は、消化の段階でカリウムを切り離し、その後、ナトリウムと結びついて体外に排出するのです。

塩出し効果があるカリウムを誘導し、さらにナトリウムを連れて排出するわけですから、ダブルの働きは絶大です。

アルギン酸は、わかめ、ひじき、こんぶなどの海藻全般に多く含まれています。酢のもの、煮物、だしなど、いろいろと利用してください。

食物繊維は腸に溜まった脂などの不要物を絡めとって便と一緒に排出する、腸の掃除人です。食物繊維の働きによって腸内環境がよくなると、代謝がスムーズになり免疫力がアップすることが分かっています。

食物繊維は多くの野菜やきのこ、海藻に含まれていますが、**特に穀物に含まれる食物繊維が生活習慣病予防に効果的であることがはっきりしてきました。**具体的には、大麦、ライ麦、雑穀、そばなどです。

穀物の食物繊維を摂るためには、全粒粉のパン、玄米飯、そばなど、黒い主食がおすすめです。**ただ、食べ過ぎると糖質が多くなりますので、食パン、白米、うどんなどを黒い主食に切り替えるのがいいでしょう。**

最近では、大麦を使ったパスタやスープ、ピラフなどの加工食品も登場しています。気に入ったものを食生活に取り入れる工夫をしてみてください。

21 ポリフェノールで動脈硬化を防止する

血管を傷め、ボロボロにする悪人が酸化コレステロールです。酸素はいうまでもなく人間の生命活動に欠かせませんが、多くなり過ぎるとコレステロールを酸化させ動脈硬化の原因となります。

馴染みのある酸化現象としては、鉄の錆が挙げられます。釘やねじが錆びると、赤く変色してボロボロになりますね。体内で酸化が進むと、同じようにたんぱく質が変質して脆くなるのです。

悪い酸化を抑える働きを抗酸化作用といいます。**抗酸化作用の強い食品を食べることで動脈硬化を防止し、高血圧をはじめとする生活習慣病を防ぐことができます。**

抗酸化作用の強い成分の代表がポリフェノールです。ポリフェノールは植物が自らを害虫や紫外線から守る免疫力の源です。そのパワーを借りて、私たちも病気を防ぐことができるのです。

ポリフェノールといえば、赤ワインを思い浮かべますね。動物性たんぱく質をたくさん食べるフランス人に動脈硬化が少ないのは、赤ワインをよく飲むからだといわれています。晩酌を赤ワインにするのもよさそうです。

最近注目されているのが、**カカオ・ポリフェノールです。カカオ分70%以上のダークチョコは、一説によると、赤ワインの5倍近くもポリフェノールが含まれている**といいます。

ダークチョコは、5gずつ1日に5回、計25g食べるのが効果的です。おやつ代わりにチョコチョコと食べてもよいですが、カロリーが多いので体重増加に注意が必要です。

22 シーフードや牛タン、豚肉に多いタウリンも効果的

サプリメントなどでお馴染みのタウリンも血圧を下げる効果があります。**主に交感神経の働きを抑えることで、ギュウギュウ型高血圧にいいとされています。**

また、細胞を正常状態に保つ作用であるホメオスタシスがあります。この作用は血圧を安定させる効果もあります。

さらに胃腸の働きをよくするほか、肝機能回復、疲れを取るなど、さまざまな健康効果が期待できます。

タウリンは貝類や甲殻類、軟体動物などシーフードに多い印象がありますが、豚肉や牛タンにもたっぷりと含まれています。

キッチンでいろいろな料理を工夫して、たくさん食べてください。

タウリンを多く含む食品

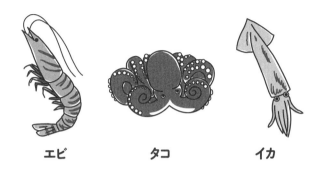

エビ

タコ

イカ

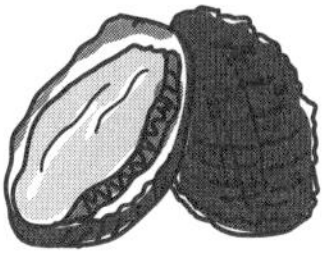

トコブシ

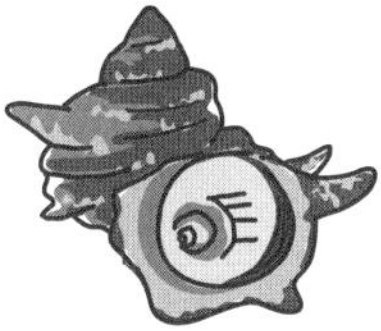

サザエ

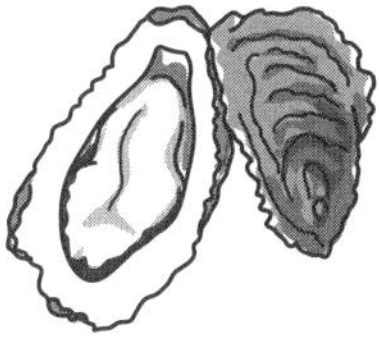

牡蠣

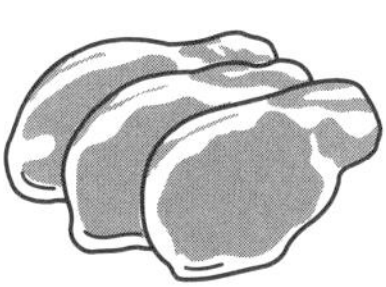

豚肉

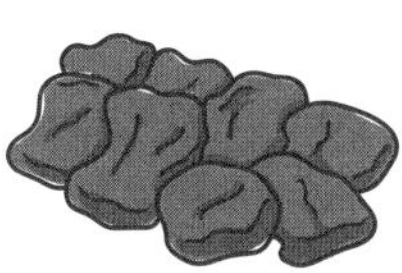

牛タン

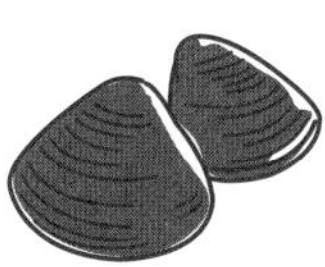

しじみ

23 高血圧治療用に考案されたDASH食とは

1章からここまで高血圧に効果のある食事について考えてきました。おすすめしたいものをまとめてみると次のようになります。

1 ミネラル（カリウム、マグネシウム、カルシウム）を含む野菜・くだもの
2 食物繊維を含む豆類・野菜
3 アルギン酸を含む海藻類
4 ポリフェノールを含む赤ワイン、カカオ、ナッツ
5 タウリンを含むシーフード

アメリカには高血圧治療のために開発された特別な食事があります。これは

Dietary Approaches to Stop Hypertension（高血圧を防ぐ食事アプローチ）の頭文字を取って、ＤＡＳＨ食と呼ばれています。その内容は、右でまとめた1～5とほとんど同じですが、アメリカではほとんど食べない海藻、タコ、サザエなどは入っていません。

77ページにまとめたイラストは、日本流にアレンジしたＤＡＳＨ食品と考えていただいてけっこうです。

アメリカ国立衛生研究所は、１９９３～１９９７年にかけて、男女４５９人を「通常食」「野菜やくだものの多い食事」「ＤＡＳＨ食」の３つのグループに分けて比較実験を行いました。**そして、ＤＡＳＨ食を食べたグループだけ血圧が下がり、その幅は11・4㎜Hgだったという結果を発表しました。**

80～81ページの献立は日本高血圧学会の減塩委員会委員を務める、日下病院の日下美穂院長が監修したメニューです。ＤＡＳＨ食だけでも、おいしそうな料理がずらりと並んでいます。これで血圧が下がれば、薬は不要になるかもしれません。

副菜	汁物	果物
ブロッコリーと玉ねぎ、 かぼちゃの焼き野菜マリネ	豆乳	オレンジ
ベビーリーフとくるみのサラダ	—	—
わかめの中華サラダ	もやしとキャベツのスープ	—
納豆	わかめと油揚げの味噌汁	—
冷奴	—	—
ひよこ豆とレンズ豆のサラダ	カリフラワーのポタージュ	—
ヨーグルト	ミネストローネ	いちご
わかめときゅうりの酢の物	大根のスープ	—
アボカドとトマトのチーズ焼き	豚汁	—
ヨーグルト	—	バナナ
揚げ出し豆腐	白菜の中華スープ	—
ひじきの煮物	豆腐とねぎの味噌汁	—
れんこんのきんぴら	キャベツと玉ねぎの味噌汁	—
グリーンサラダ	にんじんのポタージュ	—
しいたけとえのきの蒸し煮	わかめスープ	—
かぶのサラダ	きのこの豆乳スープ	キウイ
大豆の五目煮	—	—
昆布の炒り煮	舞茸とじゃがいもの味噌汁	—
ほうれん草ともやしのごま油和え	—	バナナ
キャベツのマスタード和え	—	—
サニーレタスのサラダ	ベーコンとねぎのスープ	—

DASH食1週間の献立例

曜日	時間	主食	主菜
月曜日	朝	全粒粉パン	オムレツ
	昼	ご飯	チキンカレー
	夕	雑穀ご飯	エビの酒蒸し
火曜日	朝	雑穀ご飯	目玉焼き
	昼	玉ねぎとエビのかき揚げそば	—
	夕	ご飯	チキンのハーブ焼き
水曜日	朝	イングリッシュマフィン	—
	昼	ご飯	ゴーヤチャンプルー
	夕	雑穀ご飯	かつおのたたき
木曜日	朝	シリアル	ツナとゆで卵のコブサラダ
	昼	ご飯	バンバンジー
	夕	雑穀ご飯	鮭のホイル焼き
金曜日	朝	ご飯	納豆入り卵焼き
	昼	パン	さばのトマト煮
	夕	ご飯	牛肉とクレソンの炒め物
土曜日	朝	ライ麦パン	チーズとトマトのオムレツ
	昼	鍋焼きうどん	—
	夕	ご飯	サワラのしそ味噌焼き
日曜日	朝	オートミールの中華粥	—
	昼	あさりと菜の花のジェノベーゼ	—
	夕	ご飯	ぶりのカレーソテー

出典:文春オンライン http://bunshun.jp/articles/photo/6876?pn=4
監修:日下美穂医師

24 DASH食にシーフードをプラスした地中海食もおすすめ

DASH食のアレンジ版として、地中海食と呼ばれるものもあります。**こちらはシーフードを中心にして、チーズ、オリーブオイル、ワイン、レモン、全粒粉穀物などをDASH食に追加したものです。**

地中海と日本ではシーフードの内容が違うかもしれませんが、日本版DASH食と似ているかもしれません。

和食はユネスコの無形文化遺産として登録されていますが、地中海食も2013年に無形文化遺産となりました。認められたのは、イタリア、モロッコ、スペイン、ポルトガル、ギリシャ、キプロス、クロアチアの各国です。ポルトガルも地中海か?

と口を挟みたくなりますが、まあ、いいとしましょう。

ある研究機関がＤＡＳＨ食と地中海食の比較実験をしたところ、地中海食のほうが高血圧をはじめとする生活習慣病に対する治療効果が高かったという研究結果を発表しています。

地中海食に牛肉を加えたバージョンも提案されているようです。シーフードだけではたんぱく質が足りないという考えを取り入れた案です。

日本では高齢化が進行しており、特に高齢者には動物性たんぱく質が必要といわれています。肉類を少し多くしたＤＡＳＨ食も日本の高齢者では必要かもしれません。

どの食事が合うかは、その人によりますが、制限がゆるいほうが食事を楽しめることは間違いありません。魚介類も牛肉も食べて健康になりたいものです。

25 酢は降圧効果あり。酢のものや食用酢を積極的に摂ろう

いろいろな調味料のなかで、**酢は防腐・殺菌効果が強い**ことで知られています。日本では腐りやすい青魚を酢でしめたり、梅干しなどの保存食に利用してきました。また、ヨーロッパの家庭でもオリーブや野菜を酢漬けにして保存しています。

さらに酢には血圧を下げる効果があることも認められています。

左のグラフは、食酢を含んだ飲料を10週間にわたって飲んだ人と飲まなかった人の血圧を比較したものです。この実験では、明らかに食酢を摂った人の血圧が下がったことを示しています。

酢には疲労回復効果があることも分かっています。**夕食に酢のものを食べたり、食用酢を飲むようにすると効果が期待できます。**

最高血圧（収縮期血圧）の変化

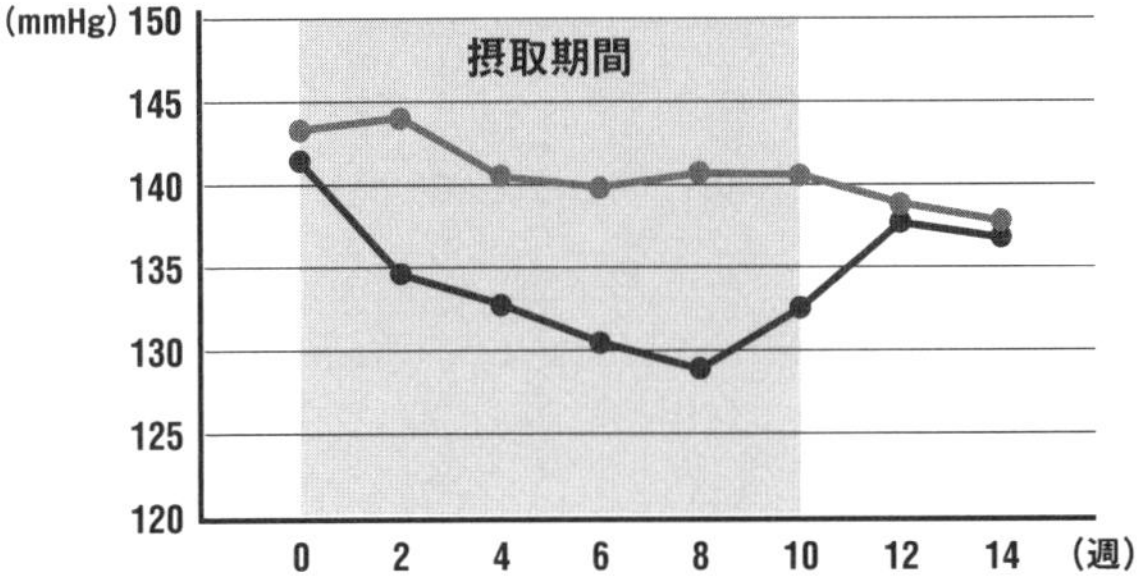

最低血圧（拡張期血圧）の変化

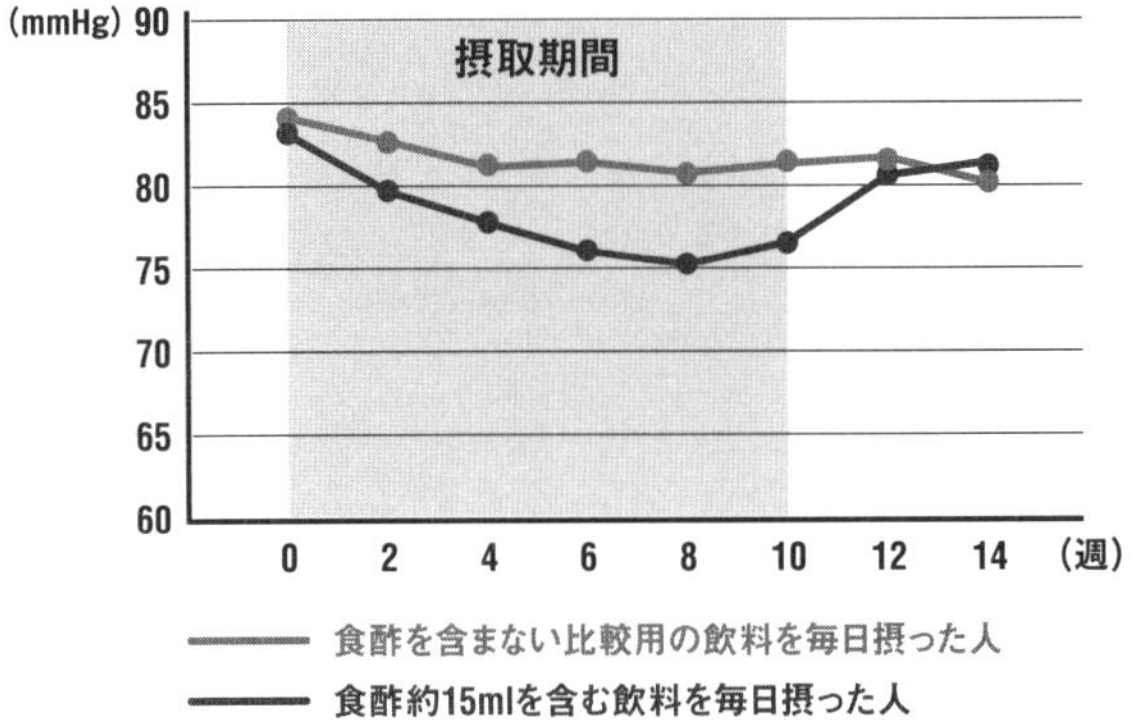

出典:健康・栄養食品研究6(1)51-68 2003「食酢配合飲料の正常高値血圧者および軽症高血圧者に対する降圧効果」より作成

26 仕事の休憩時間にはコーヒーで血圧を下げよう

コーヒーを飲むと、興奮因子であるカフェインが血圧を上げると長年、考えられてきました。しかし最近、アメリカで行われた大規模な追跡調査により、それが濡れ衣であったことが判明しました。

コーヒーを毎日1～2杯飲んでも、そのために高血圧になる人はほとんどいなかったのです。それどころか、逆に血圧が下がったという人のほうが多くいました。最近では、**コーヒーはリラックス効果をともなって、血圧を下げる**という考えが一般的になりました。

コーヒー党の人は、安心して楽しんでください。

緑茶や抹茶に含まれる苦味成分のサポニンには血圧を下げる効果があることが認められています。また、渋味成分のカテキンには強い抗酸化作用と体脂肪低下作用があります。さらに甘味成分のテアニンにはリラックス効果があり、食後に飲むと血圧低下が期待できます。

ほかにも、お茶の仲間には降圧効果があるものがたくさんあります。ウーロン茶、グアバ茶、柿の葉茶、ドクダミ茶、タマネギの皮茶など、さまざまです。なかには聞き馴染みのないルイボス茶というものもあります。いろいろと試してみて、自分の体に合うものを探してみるのもいいでしょう。

逆に**清涼飲料水やジュースは、大量の砂糖が加えられているものがほとんどです。血糖値を急激に上げ、常飲していると肥満の原因にもなります**。近年、問題になっている子どもの肥満も、多くは清涼飲料水が原因です。

コンビニでドリンクを買うときは、ブラックコーヒーかお茶がいいでしょう。

27 お酒は適量さえ守れば いつまでも仲良くつき合える

「お酒はダメ！」というのは、今や古い常識です。**適量のお酒を楽しむことは、健康にいいと考え方が変わりました。**

しかし、注意も必要です。アルコールは一時的に血管を広げ血圧を下げる効果が現れますが、その後、リバウンドして血圧を上げてしまうのです。したがって、**長時間にわたって飲み過ぎると、血圧が高く維持されるので要注意です。**

寝酒も同じ理由でＮＧです。「飲むとよく眠れる」という言い訳をよく聞きますが、血圧が下がるのは最初の2時間だけです。逆に夜間高血圧を招く恐れがあります。

適量を守ってタイミングを間違えずに飲めば、お酒とはいつまでも仲良くつき合うことができるのです。

お酒の適量

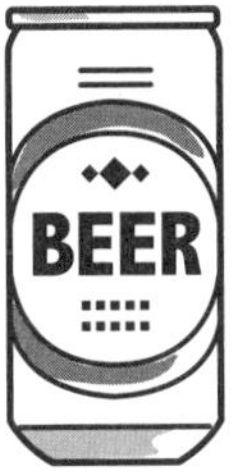

ビール
ロング缶1本

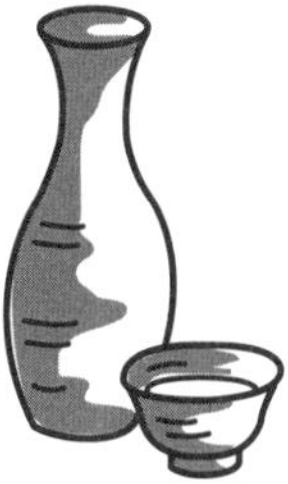

日本酒
1合

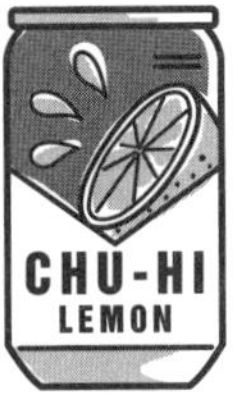

缶チューハイ
1.5缶

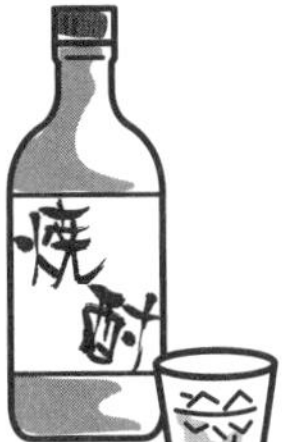

焼酎
2/3合

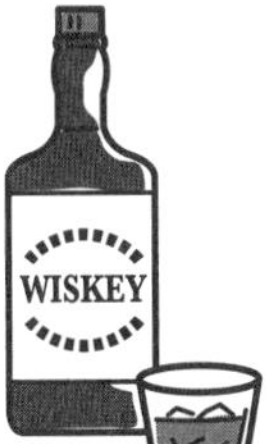

ウイスキー
ダブル1杯

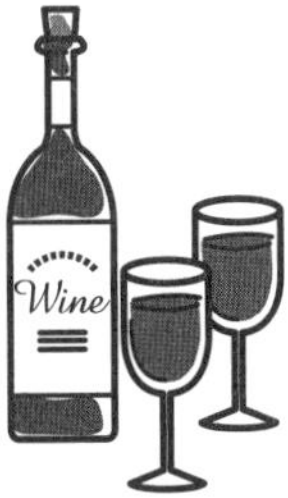

ワイン
グラス2杯弱

28
サプリに頼り過ぎるのはダメ。栄養は食品から摂るのを基本に

世の中の健康ブームを実感するのが、テレビや新聞で宣伝されるサプリメントの数々です。これだけの商品が売れているということは、それだけサプリに頼っている人が多いということです。てっとり早く必要な栄養素が摂れるとなれば、頼りたくなる気持ちも分かります。

本書で推奨しているカリウム、マグネシウム、カルシウムといった優良ミネラルをはじめ、ポリフェノール、タウリン、各種ビタミンなど、すべての栄養がサプリでそろってしまいます。

しかし、市販のサプリにはエビデンスに乏しい商品が多いといわざるをえません。

正直なところ、どの商品がよくて、どの商品がよくないのか、判定することは不可能といえます。

やはり、野菜、くだもの、魚、肉など、食品から栄養素を摂るのが基本と考えてください。適切な食生活を実践することから、血圧も血糖値も安定した健康な体が作られるのです。

サプリと同じように注意が必要なのが漢方薬です。

漢方は中国医学をもとに日本で発達した医学療法です。江戸時代には、患者さんの症状に応じてオーダーメイドで処方していました。

漢方によく使われる甘草には、血圧を上げる作用があります。主に、鎮痛、抗炎症、胃痛、胃腸を整える総合漢方薬などを常用している人も多いと思います。

漢方薬を飲んでいる人は成分を確認する必要があります。

29 生活習慣病を防ぐには、血圧とともに血糖値の管理も大切

近年、生活習慣病に関する医療の考え方が変わりつつあります。これまでは、高血圧の治療はそれに特化した治療が施され、糖尿病の治療も同様に特化して取り組まれてきました。

しかし、それぞれの病気はお互いに関連し合って進行しているものです。同じ高血圧の人でも、糖尿病や腎臓病、肝臓、すい臓の疾患があるかどうかで治療方法は異なるはずです。

つまり、個人個人に合ったオーダーメイドの治療法がより重要視されるようになっているのです。

したがって、高血圧が気になって本書を手に取っていただいた人も、血圧ばかりでなく自分の血糖値、中性脂肪値、肥満度、肝臓・腎臓・すい臓の健康度に関心を持ってほしいと思います。

総合的に自分の体がどんな状態にあるのかを把握する意識が大切といえます。

血糖値は、血・血管の健康という意味で重要です。血圧が正常値でも血糖値が高いと、いずれ高血圧を合併する可能性が高くなります。

また、高い血糖値は腎臓や目、そして足の血管に障害をもたらす原因であることが明らかです。先制医療の面からも血圧と同時に血糖値のチェックを怠らない心構えが重要です。

血圧と血糖値はセットで低く抑えることが、生活習慣病対策には不可欠です。

30 糖質の摂り過ぎが血糖値を上げる。ご飯、麺類、フルーツは控えめに

みなさんは、何を食べると血糖値が高くなるか、ご存知でしょうか。
血糖値を上げるのは糖質です。糖質は、主にご飯や麺類、パン、いもなどの穀物に多く含まれています。したがって、いくら肉を食べても血糖値はあまり上がりませんが、ご飯をもりもりと食べると血糖値は急上昇するのです。

血糖値を上げないためのテクニックを簡単にまとめてみました。

早食いをやめる

ご飯は少なめにする

ご飯から手をつけず、野菜から食べ始める
麺類のランチはやめる
しめのラーメンは我慢する
フルーツは控えめにする
朝食は必ず食べる

フルーツの甘さは吸収の早い果糖です。空腹時にたくさん食べるのは控えてください。

また、朝食を抜くと、体が飢餓状態と感じることによって、糖質の吸収を盛んにしてしまいます。ダイエットのために朝食を抜くという人が多くなっていますが、朝食はしっかり摂ってください。

31 肥満は目に見える生活習慣病の予兆。太らない食習慣を

糖質が多い食事を続けていると、次第に内臓脂肪が増え肥満体質になります。また、血液中の中性脂肪が多いと脂質異常と診断されます。

生活習慣病の多くは自覚症状がないという特徴がありますが、唯一、肥満は目に見えて分かる症状といえます。

肥満かどうかは、体重を身長の2乗で割る、簡単な計算で知ることができます。この値をBMIといい、25以上になると肥満と烙印を押されます。

肥満は見た目だけの問題ではありません。**まず、内臓まわりについた脂肪によって血管がギュウギュウと圧迫されるため、血圧が高くなります。**

BMIによる肥満度判定

BMI＝体重（kg）÷身長（m）÷身長（m）

BMI	評価	糖尿病危険度
18.5未満	やせ	
22	標準	
18.5〜25未満	ふつう	
25〜30未満	肥満度1	
30〜35未満	肥満度2	
35〜40未満	肥満度3	
40以上	肥満度4	

出典:『無理なく血圧を130以下に下げられる! 200%の裏ワザ』（日東書院本社）

さらに血液中の中性脂肪、血糖値が高くなっている可能性が大きいといえます。すぐに血液検査を行い、健康状態を把握したほうがいいでしょう。

もしも、血圧、血糖値、脂質のうちふたつ以上が基準値をオーバーしていたら、メタボリックシンドロームと診断されます。

つまり、肥満はメタボに片足を突っ込んだ状態なのです。

しかし、中性脂肪はつきやすく、落ちやすいのも特徴です。糖質と塩分を控えた食事を心がけ、運動を習慣にすれば、すっきりと解消していきます。

運動は億劫なものですが、体重が落ち始めると楽しくなります。運動嫌いで肥満体質だった人が、ジョギングを始めてみるみるスリムになった例は、何度も目撃しています。

生活習慣病とはよくいったもので、食生活の改善と運動習慣を身につけることで健康状態はガラリと一変するのです。

32 多めの糖質の代わりにたんぱく質を摂ろう

血圧、血糖値、肥満を抑えるためには、糖質が少ない食事が大切だとお話ししました。糖質を控えるということは、主食（炭水化物）や甘いお菓子、フルーツを控えるということです。どれも、食べて満足感があるものばかりですね。

それでは、糖質の代わりに多めに摂ったらいいものは何でしょうか？

答えは、たんぱく質です。

筋肉の量は20歳代をピークに減り始め、50歳あたりから減少率が加速します。そして、70～80歳頃には、10％以上の減少となります。

超高齢社会を迎え、大きな問題になっているのがサルコペニアです。サルコペニア

筋肉量の20歳からの変化率

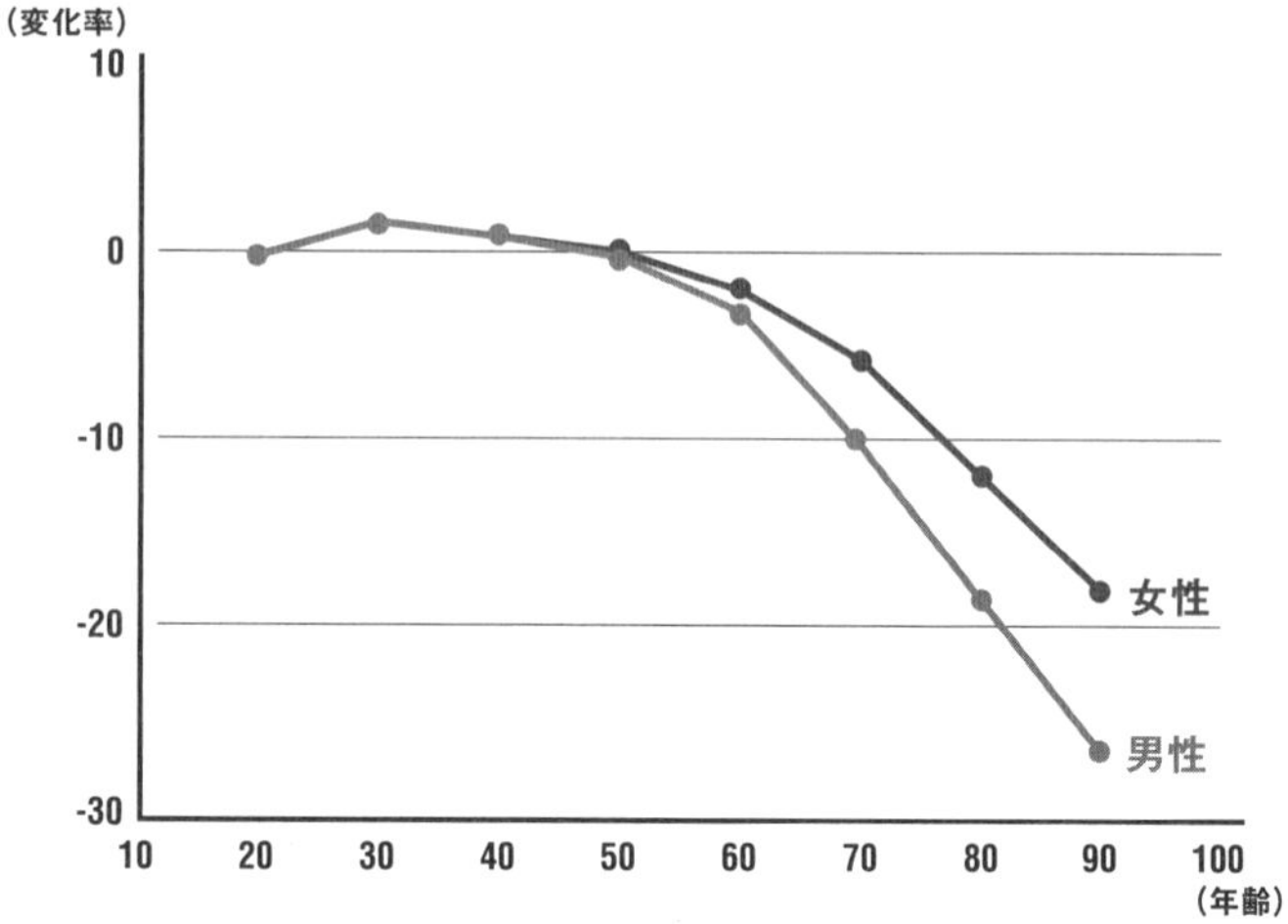

参考資料:『日本人筋肉量の加齢による特徴　日本老年医学2010:(47)52—57』を一部改変

とは、筋肉量が減少することで、筋力が低下して、立つ、座る、歩くなどの日常生活ができなくなる症状です。いわゆる「フレイル」という足腰が脆い状態で、ついには介護が必要になってしまいます。

そのサルコペニアに陥る最大の要因が、筋肉の衰えなのです。

ひと昔前まで、「日本人は魚と野菜を食べて生きてきた。だから、年を取ったら肉を食べるのはよくない。血管が詰まる」と、信じられてきました。

しかし、現代の考えでは、それは否定されています。

肉をたくさん食べて、しっかりとした筋肉を維持することが必要です。**できれば、毎日、150〜200グラムの肉を食べるようにするといいでしょう。**

そんなに肉ばかり食べられないよ、という人には、卵をすすめています。卵は1個あたり約10gのたんぱく質を含んでいます。しかも、たんぱく質以外に多くの栄養素やアミノ酸を含む超優良食品です。

肉と卵を中心とした食生活で、丈夫な体を作ってください。

33 水飲みダイエットは厳禁。ゆるやかな糖質オフがおすすめ

肥満解消には食事の工夫によるダイエットが欠かせません。世の中にはさまざまなダイエット法が紹介されています。そのなかには、絶対に行ってほしくない方法もあります。**その代表が水飲みダイエットです。**

1日に2ℓの水を飲んで、その分、食事を減らすというのがそのメソッドです。デトックス効果があり肌もきれいになる、などと解説されています。

しかし、血圧に不安がある人や心臓病、腎臓病のある人がこんなことをしたら、ますます血圧が上がってしまい、ときには死を招く結果になります。

水を過剰に摂ることによって血液の量が増え、パンパン型高血圧や、心不全、腎不全になってしまうからです。テレビなどで水を摂るようにといっているのはあくまで

もこれらの病気をもたない健康な人に対して呼びかけているのです。

ダイエットを語るとき、カロリーを減らすか、糖質を制限するか、意見が分かれるところです。摂取カロリーを消費カロリーより少なくすれば自然と体重が減る、というのがカロリー派の論拠です。一方で、糖質を減らすことで肥満を解消できる、と説くのが糖質派です。

カロリー派には大きな弱点があります。カロリーを減らそうとすると、たんぱく質や脂質など、カロリーの大きい食品をカットすることになります。しかし、たんぱく質や脂質は丈夫な体を作るために十分に摂りたい栄養素なのです。

体重を減らすことよりも、中性脂肪が少なく筋肉が多い体を目標にするべきです。そのためには糖質を控えめにする「糖質オフ」がいいといえます。しかし、糖質は脳細胞の活動や運動のエネルギーとして必要な栄養分でもあるので、糖質を短時間で極端に減らすのもよくありません。体重を1カ月で500g、4カ月で2kg減らすくらいがちょうどいいでしょう。

34 少し意識を変えるだけで食生活は変わる

ここまで読んでくれた人には、減塩、減糖、たんぱく質中心の食生活の大切さを理解していただけたと思います。塩は1日8g、糖質は200g、たんぱく質は体重と同じg数（体重60kgの人なら60g：肉100gには20gのたんぱく質が含まれます）が推奨値です。

しかし、どれも正確に測ることなどできませんね。「え〜と、今日、食べた塩分は2g＋1g……」などと神経質に計算するのは、かえってよくありません。

「塩分を少なめにして、炭水化物を取り過ぎないようにして、肉を多めに食べよう」

そう、なんとなく意識するだけで十分です。

その意識を持つだけで、いつの間にかスリムで健康な体になっているはずです。

第3章

自律神経を整えるちょっとしたコツ

ストレスは高血圧のもと

35 血圧を上げる交感神経をなるべく抑えることが大切

血圧を上下させる要因として重要な役割を果たすのが自律神経です。自律神経には興奮・昂揚系の交感神経とリラックス系の副交感神経があります。このうち交感神経には血管を締めつける働きがあり、血圧の上昇を招きます。

自律神経について、もう少しくわしく解説しましょう。

自分の縄張りによそ者が入ってくると、ネコは怒って毛を逆立てて威嚇しますね。これは交感神経がフルに働いている状態と考えてください。

逆にポカポカと暖かい日なたで気持ち良さそうに眠っているときには、副交感神経が優勢に働いています。

交感神経と副交感神経

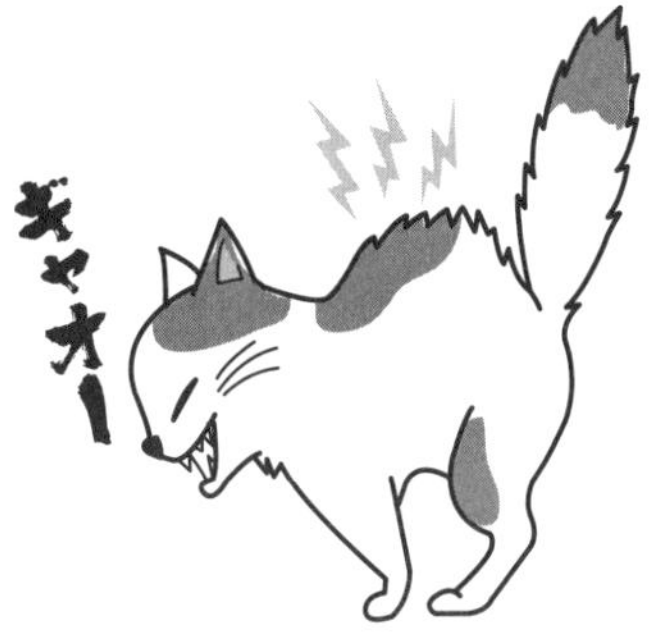

交感神経がフルに働いている状態

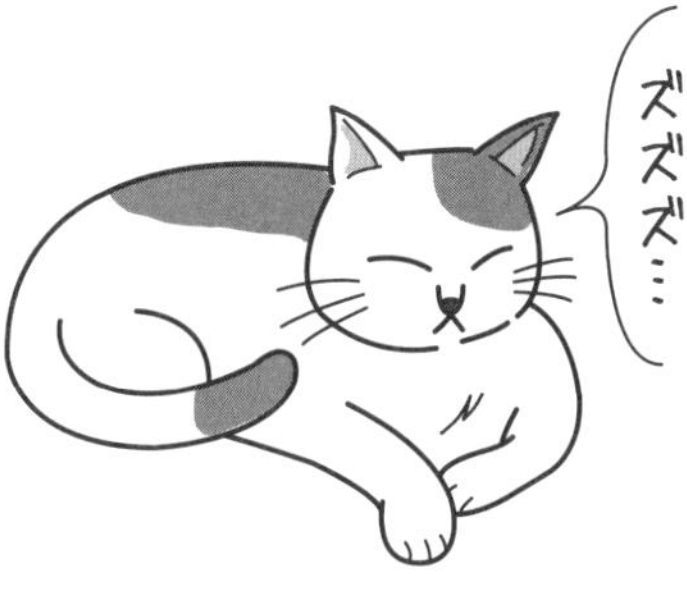

副交感神経が優勢に働いている状態

人間に置き換えると、交感神経が優勢になるのはこんなときです。

・仕事、家庭、人間関係、金銭など、さまざまなストレスがある
・緊張している
・スポーツをしている
・趣味やテレビ、ゲーム、勉強などに夢中になっている

逆に副交感神経が優勢になるのは、こんなときです。

・眠っている
・食事をしている
・音楽を聴いたりして、リラックスしている

スポーツをすると筋肉が栄養を要求します。すると交感神経が働いてアドレナリン、ノルアドレナリン、ドーパミンの興奮ホルモンを盛んに分泌します。**興奮ホルモンは**

心拍数を上げ血管を引き締めて、たくさんの血液を筋肉に送ります。

心臓からたくさん血液が送られると、血液が増えて血圧が上がりますね。また、血管はどんどん血液を先に送るために、さらに力を加えます。

緊張しているときも同様です。この場をなんとか切り抜けたい、取り繕いたいと一生懸命になると、脳が盛んに栄養を要求するのです。

厳しい商談や会議の後、血圧が高くなるのは、あなたがドキドキと興奮している証拠です。

本来、副交感神経が働いているはずの睡眠時に交感神経が優勢になると、健全な眠りが妨げられます。それが夜間高血圧の原因となります。

また、仕事が忙し過ぎて、交感神経が長時間にわたってビンビンに刺激されると、職場高血圧となります。**交感神経をなるべく抑えることが、高血圧を防ぐ秘訣です。**

36 診察室血圧よりも家庭血圧に注目。日常生活に血圧計を

これまで血圧は病院で測るものと思われてきましたが、扱いやすく精度の高い血圧計が一般的になり、自宅で測る家庭血圧が重要視されるようになりました。

２０１４年に改訂された「高血圧治療ガイドライン」（日本高血圧学会）にも、「診察室血圧と家庭血圧の間に診断の差がある場合、家庭血圧による診断を優先する」と記載されています。

病院で血圧を測る場合、どうしても緊張や興奮のために高い値が出ることが分かっていました。自宅では正常血圧なのに、診察室では血圧が上がってしまう、いわゆる「白衣高血圧」です。病院や診療所では上の血圧が10～30㎜Hg上昇する人がかなりいます。白衣高血圧のやっかいなところは、診察室の血圧上昇に対しては薬がまったく

効かないということです。白衣高血圧の患者さんに血圧の治療を追加すると自宅での血圧はどんどん下がっていき、かえって気分が悪くなってしまうことがあります。家庭血圧が正常の人は血圧の治療は必要ありませんので、ぜひ家庭血圧を測ってみて白衣高血圧ではないか確認してほしいものです。ただし家庭血圧計を見ても緊張して血圧が上がることがありますので、必ず2回測定してみてください。普通2回目になると下がってきますので、それが本当の自分の血圧と思ってください。

さらに家庭血圧なら朝だけでなく、日中や風呂上がり、就寝前などに測ってみることも可能です。携帯できる血圧計なら、職場で計測することもできますね。

職場にいるときや風呂上がりに、血圧が異常に上昇・下降をしていないかを確認することは大切なことです。血圧を測ったら必ず記録しましょう。記録をしておくと、病院にかかったときに重要な資料になります。実際に家庭血圧の記録によって、脳卒中の発作を未然に防いだという例は少なくありません。手帳やカレンダーにメモをする程度で十分です。血圧計と友だちになれば、健康管理に役立ちます。

37 血圧計は腕で測るタイプを。2回目の数値を記録しよう

家庭血圧は、もちろん自分で測るのが基本です。正しく測ることができなければ、意味がないどころか、逆効果になります。

血圧計にはいくつかの種類があります。腕帯（カフ）を上腕に巻くタイプ、機械に腕を差し込むタイプ、手首に巻くタイプなどです。

腕時計のように手首に装着するタイプは、測定精度が必ずしも正確ではないため、推奨しません。

おすすめは、腕帯を巻くタイプか、機械に腕を差し込むタイプです。大きくて場所を取りますが、安定しているのが長所です。

血圧を測るときは、心臓と同じ高さに測定する腕を置きます。その点、推奨したタ

朝と夜の血圧の測り方

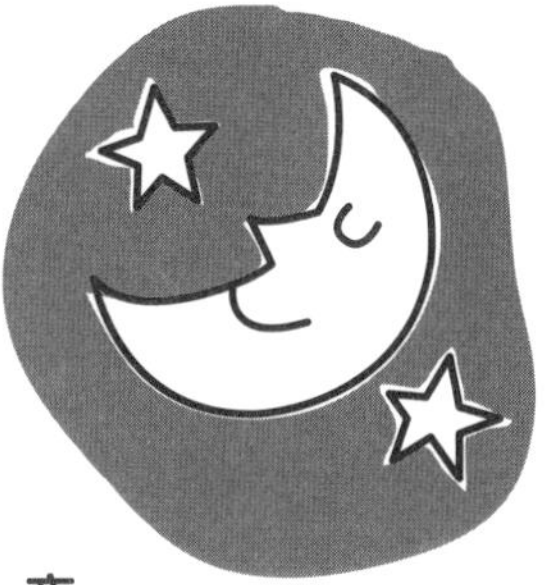

朝

起きてから1時間以内、飲食の前に測るのがベストです。朝食後に血圧の薬を飲んでいる人は、朝食の直前に測ってください。

夜

夕食の前か就寝前に測定します。飲食、入浴、運動、喫煙の直後は避けてください。

朝、夜ともに必ず2回測定し、2度目の値を日誌などに記入しましょう。

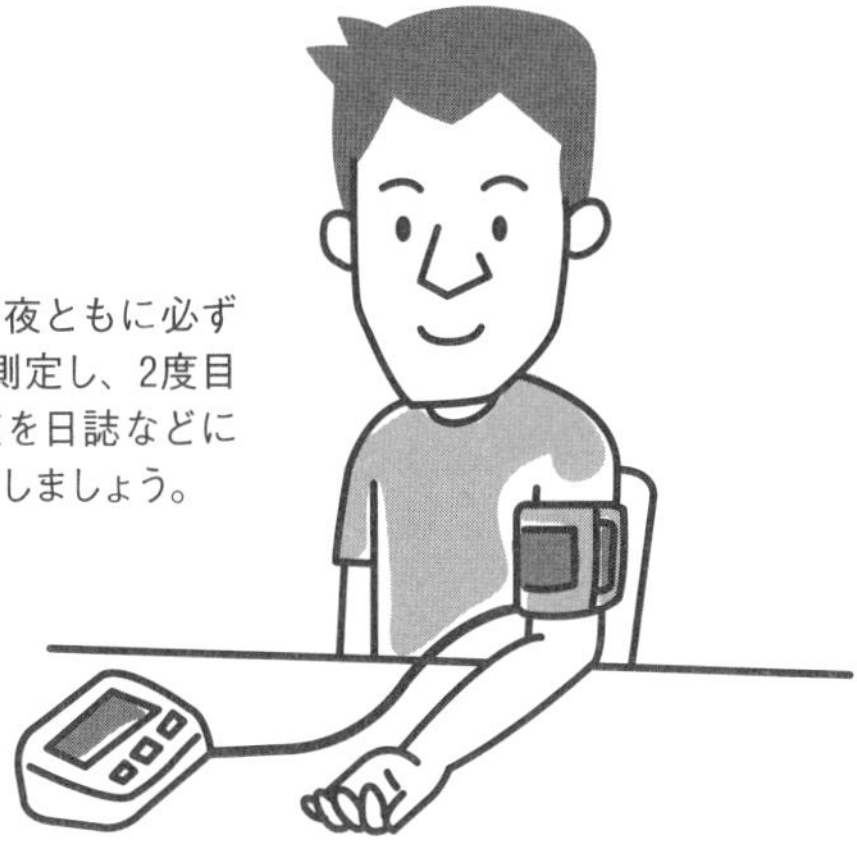

イプはブレることがありません。手首に巻くタイプは、どうしても上下しやすく、正確にセットできません。出張や旅行が多い、職場でも測りたい、という場合のサブ機として使うのがいいでしょう。

血圧を測る際の注意点をまとめてみました。

- **起床後、1時間以内に朝食の前に測る（食事後はしばらく血圧が上がります）**
- **椅子に座って1、2分、安静にする**
- **心臓の高さに腕帯を巻く**
- **2度測り、2回目を記録する（1度目は緊張して高く出ることがあります）**
- **3回以上は測らない（納得がいくまで測る人がいますが、よくありません）**
- **余裕があれば就寝前に測る**

38
ふだん正常値でもストレスや喫煙などで職場高血圧になる人も

血圧は刻々と変化しています。自宅で測る朝の血圧と夜の血圧が正常値でも、140㎜Hgを超える時間が長いと、血管を傷めていることになります。これを見逃し高血圧といいます。

見逃し高血圧の代表が職場高血圧です。

会社勤めの人は、一日の大半を職場で過ごします。仕事のストレスによって血圧が上がっているとすれば、長時間にわたって高血圧状態にある可能性が高いのです。

私は、都庁に血圧計を設置して仕事中の血圧を測ってもらったことがあります。協力してくれたのは、23歳から64歳までの事務系職員197人でした。休憩時間やトイレのついでに気軽に測ってもらえるよう依頼をしました。

すると、健康診断では正常血圧だった人のうち23%が140㎜Hgを超える高血圧だったことが分かりました。仕事中のストレスが交感神経を刺激して、血圧を上げたことは明らかです。

しかも、血圧計は実際の職場とは別の静かな部屋に設置してありました。電話の対応や打ち合わせに追われる仕事の現場では、もっと多くの人が職場高血圧になっていたと推測されます。

職場高血圧になりやすい人は、以下のとおりです。

- **平常の収縮期血圧が130～139㎜Hg**
- **45歳以上**
- **煙草を吸う**
- **ストレスが溜まりやすい職種**

39 ストレスで血圧が上がる夜間高血圧 血圧が下がるはずの睡眠中でも

職場高血圧以上に怖いのが夜間高血圧です。

睡眠中は副交感神経が働いて、さまざまな臓器や脳が休憩に入ります。心拍数も低く安定します。

また、横になっているだけで血圧は低くなります。なぜなら、立っているときは重力に逆らって大量の血液を脳に送るために心臓が頑張りますが、寝ているときは血流が弱くても血液が循環するからです。

つまり、眠っているときは10～20％血圧が下がった状態で安定し、血管の負担が軽くなっているわけです。

ところが、眠っているときに血圧が十分に下がらない人がいるのです。それどころか、逆に不安定に高くなる人もいます。それが夜間高血圧です。

夜間高血圧は、血圧を測ることができない時間帯に発生するため、家庭血圧計を持っていても発見が難しいのです。

また、8時間という長い時間にわたって血圧が高くなるため、血管に与えるダメージも大きくなります。

「健康診断でも血圧は正常だったのに、脳梗塞になった」という人は、夜間高血圧だった可能性が高いといえます。

夜間高血圧はストレスによって交感神経が働くことで起こります。仕事や人間関係のストレスが健康を害するのは、このためです。

寝ているときに呼吸が止まる睡眠時無呼吸症候群の人は、夜間高血圧が疑われます。家の人が気づいたら、なるべく早く専門医を受診するようすすめてください。

睡眠と血圧の関わり

よく眠れる	よく眠れない
↓	↓
交感神経が抑えられる	交感神経が高まったまま
↓	↓
血管の柔軟性が回復し血圧安定	血管が硬く緊張し血圧変動大

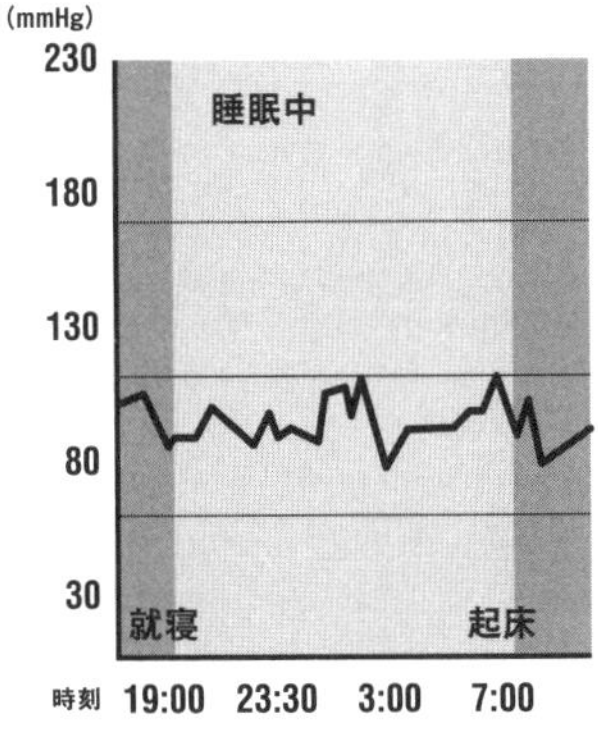

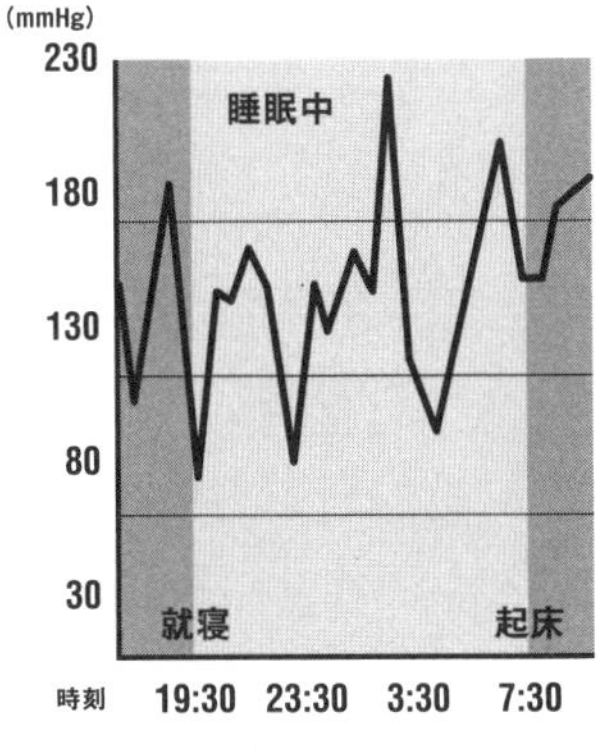

40 ちょっとした工夫で睡眠の質は高められる

質のいい睡眠は高血圧ばかりでなく、生活習慣病全般を抑えることにつながります。最近の研究では、認知症の原因であるアミロイドβという悪いたんぱく質は、健全な睡眠によってきれいに掃除されることが分かってきました。

「寝つきが悪い」「夜、目が覚める」などの不安があると、「また眠れないかもしれない」と悩み、さらに眠れない悪循環に陥ります。

ただ、誰にでも効果があるスムーズな入眠法はありません。自分自身に合う方法を見つける必要があります。

なかなか眠れない多くの原因は、交感神経が働いていることによります。ベッドに入る前にリラックスして交感神経を休ませることが重要です。

就寝の直前までスマートフォンを操作しているのはよくありません。**スマホのブルーライトは微弱ですが、至近距離から眼球に入るため網膜に刺激を与えます。**それを脳が昼間と勘違いし、交感神経を活発にするのです。

就寝1、2時間前に入浴するのがいいといわれています。入浴によって体の中心部の深部体温が上がり、その深部体温が下がっていくときに眠気を感じます。ちょうどお風呂から上がって1、2時間後に深部体温が下がるというわけです。

夕方の散歩や体操がいいという説もあります。夕方に適度な運動をすると、睡眠に入る時間に疲れを感じ、スムーズに眠れるというのです。

ラベンダーの香りに入眠効果があることはよく知られています。アロマを使って香りの力を借りるのも一案です。

いろいろと工夫をして自分に合う方法を見つけてください。

41 やりがいのある仕事や趣味で心を快適に保つ

自律神経が不調になる原因はいくつか考えられますが、ポイントとなるのは感情のコントロールです。

細かいことにくよくよと悩んだり、人にいわれたことを気にし過ぎると、それがストレスとなります。

自分に自信を持って、いつも前向きに考えるようにしましょう。自分だけで感情を整理できないときは、家族や友人に相談することも大切です。

気持ちが落ち着いてポジティブになることができれば、不眠症も解消し、血圧の安定にもつながります。

やりがいのあることを見つけると、自律神経が安定するといわれます。それは仕事でも趣味でもかまいません。

仕事ばかりを考えるとストレスが大きくなるともいわれますが、やりがいを持って取り組める仕事に出会うことは幸せなことです。一生懸命に打ち込んでください。そして、家に帰ったときや週末に気分転換ができればベストです。

夢中になれる趣味を持つことも幸せです。スポーツでも、楽器演奏でも、語学でも、手芸でもかまいません。

何か目標を持って取り組むことができれば、さらにいいでしょう。

趣味を持つことは、仲間を持つことです。同じ趣味について熱心に語り合うことは、最大のストレス解消になるはずです。

長い人生を生きるにあたり、趣味は多いほうが楽しいものです。新しいことにどんどんチャレンジして、気持ちを前向きにしましょう。

42 早寝、早起きの習慣は自律神経を健全にする

人間の体には体内時計があります。時計を見なくても、だいたい何時頃か、見当がつくものです。

体内時計は生物時計ともいわれ、それぞれの生物の生活に合ったリズムが設定されています。

たとえば、夜行性の動物は暗くなってから活動的になります。また、野山に棲む鳥であれば早朝に盛んにエサを獲り、昼頃には静かになります。

人間の場合、体内時計を司る器官は脳の奥深く、視交叉上核にあることが分かっています。

太陽が昇って明るくなると徐々に活動的になり、日が落ちるとリラックスするのは、瞳の近くで光を感じながら生活のリズムをコントロールしているからです。

「活動的」と「リラックス」は、まさに交感神経と副交感神経の関係です。早寝、早起きの規則正しい生活が自律神経の安定につながることは明白なのです。

体内時計を無視した不規則な生活を続けると、自律神経が不調に陥ります。夜更かしを繰り返したり、休日に昼まで寝ていたりすると、交感神経と副交感神経の連携が乱れてしまうのです。

それは、もちろん不眠症や高血圧の大きな原因となります。また、内臓、心臓、血管、精神状態にも悪い影響を与えます。

夜勤のシフトがある仕事や、飛行機のフライトアテンダントさんは、自律神経を健全に保つのが難しい環境にあるといえます。一般の人とは違った工夫をして、克服する必要があります。

43 ねこ背は血管を圧迫する。背筋を伸ばして正しく呼吸しよう

みなさんは背筋をまっすぐ伸ばした、きれいな姿勢をしていますか？

日本人の多くはねこ背だといわれています。**ねこ背は見た目に悪い印象を与えるだけでなく、内臓にも負担がかかり、さまざまなトラブルの原因となります。**ある調査によると、ねこ背の人は肺活量が3割も少ないのだそうです。

ねこ背のデメリットはそれだけではありません。腰やひざの関節痛、肩こり、うつ病など精神疾患も引き起こします。ねこ背は万病の元なのです。

ねこ背の人が多くなった要因は、パソコンやスマホの普及だといわれています。スマホを操作するときには、どうしても首を前に出して屈み込む姿勢になります。また、

正しい姿勢と悪い姿勢

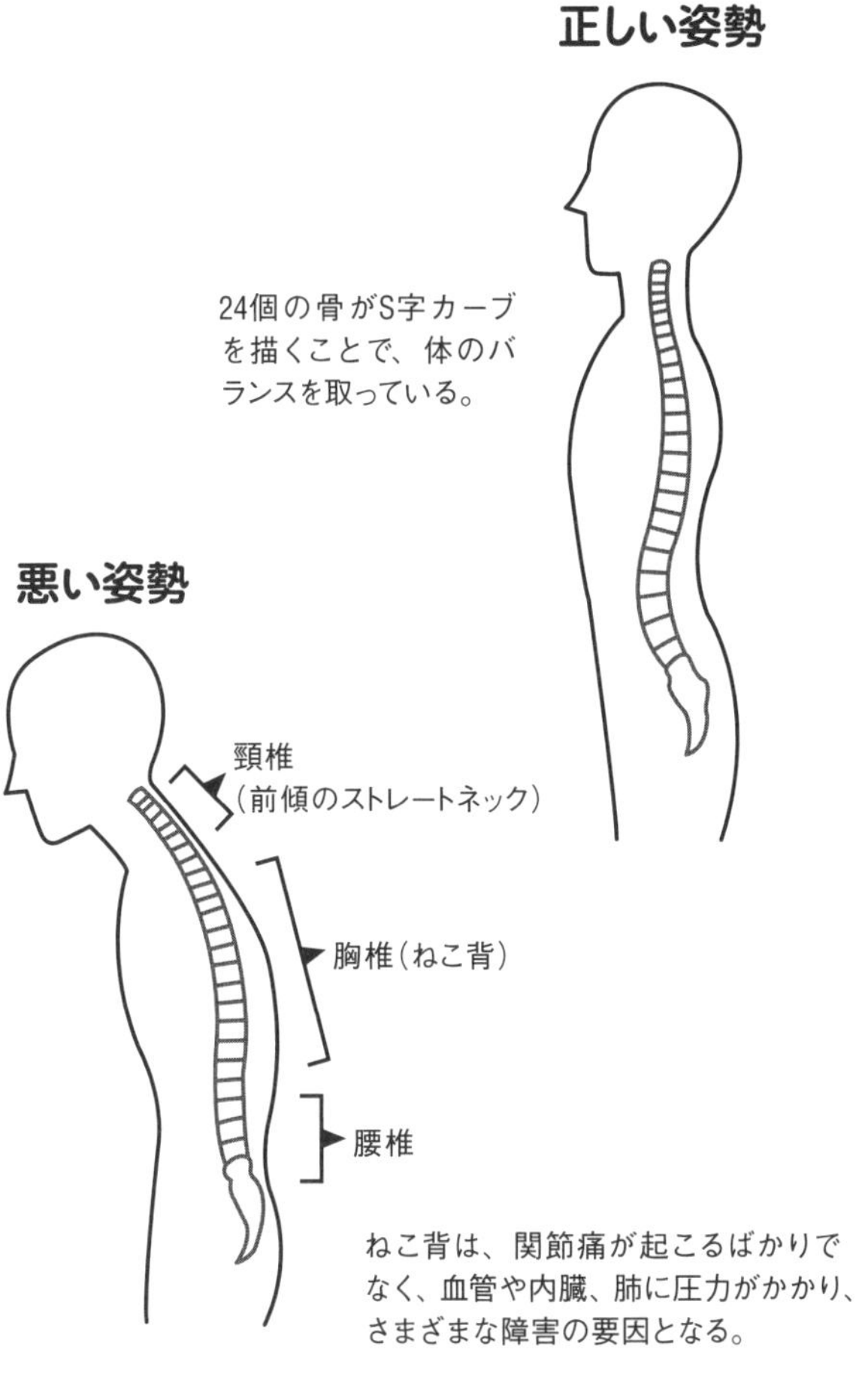
正しい姿勢
24個の骨がS字カーブを描くことで、体のバランスを取っている。
悪い姿勢
頸椎
(前傾のストレートネック)
胸椎(ねこ背)
腰椎
ねこ背は、関節痛が起こるばかりでなく、血管や内臓、肺に圧力がかかり、さまざまな障害の要因となる。

両腕が前に出るので肩がすぼんでしまいます。

人間の背骨は、7個の頸椎、12個の胸椎、5個の腰椎で構成されています。そして、これら24個の骨がきれいなS字カーブを描いています。重たい頭を一番上に乗せてもスタスタと歩けるのは、背骨のS字カーブがバランスを取っているおかげなのです。ところがこのS字カーブがねこ背によって乱れると、関節痛や内臓疾患などのトラブルを引き起こすのです。

壁を背にして立ってみてください。ぐっと顎を引きましょう。このときに後頭部、両肩、お尻、かかとが壁につくようにします。これがまっすぐに立った姿勢です。**正直なところ、この姿勢を維持するのはつらいものです。ときどき意識してまっすぐに姿勢を正すことから始めてください。**

同様に、座る姿勢、歩く姿勢にも気をつけると血圧にもいい影響が現れます。

姿勢がよくなったら、呼吸法にも気をつけましょう。

まずは、正しく立った姿勢で深呼吸をしてみます。

胸を開いて、鼻から大きく息を吸います。このときに腕を開くようにすると、呼吸が大きくなります。いっぱいに吸うと肺が膨らむ感じになるのが分かるはずです。

次に鼻から吐いていきます。5秒くらいかけて、ゆっくりすべてを吐き切るようにします。

そして、また大きく吸ってみましょう。


深呼吸をすると、副交感神経が働いてリラックスします。緊張したときに深呼吸をすすめられるのは、このためです。

背中が丸まり呼吸が浅くなっていることを感じたら、背筋を伸ばして深呼吸をしましょう。その意識をするだけで、次第に姿勢がよくなります。

44

ぬるめのお風呂は血圧を下げる。38〜40℃が適温

自律神経のコントロールに利用したいのがお風呂です。**のんびりとお湯に浸かると、副交感神経が働いて血圧がゆっくりと下がります**。また、体が温まると血管が拡張して血行がよくなります。

お湯の温度をややぬるめの38〜40℃に設定すると、リラックス効果が上がります。温度が高過ぎると、逆に血管が収縮して血圧が上がってしまいます。

どっぷりと肩まで浸かるよりは、半身浴でゆっくりとするのがいいでしょう。

リラックス効果が期待できるお風呂ですが、逆に事故が起こりやすい危険な場所でもあります。入浴中に急死した人は、年間で1万7000人もいるのです。お風呂に

入るときは次の点に注意してください。

・脱衣所・風呂場は暖かくする
・お湯は40℃以下にする
・浴槽から立ち上がるときはゆっくり
・食後1時間以内には入浴しない

お風呂の事故の原因は急激な血圧の変化です。

脱衣所が寒いと血圧が上がります。そのまま熱いお湯に飛び込むとさらに血圧が上がり、その後、血管が広がって急速に血圧が下がるのです。こうして収縮期血圧が一気に100㎜Hg以下になると、脳が酸欠状態となり意識を失います。

ぬるめのお湯でも血圧は低めになります。急に立ち上がるとさらに血圧が下がるため、立ちくらみや昏倒の危険があります。立ち上がるときは、手摺などを握りながら、ゆっくりと体を動かしてください。

45

季節変動する血圧。冬は脳梗塞に注意。夏は薬を止めるチャンス

暑い夏は血圧が低めになり、逆に冬は高めになります。これを血圧の季節変動といいます。

夏は気温が高いために血管が拡張し、汗として水分と塩分が排出されます。これが夏場に血圧が下がる要因です。

一方、冬場は交感神経が血管を収縮させて体温を高く保とうとします。また、水分が溜まりやすい、塩分の多い食事が多くなる、なども血圧が高めになる原因です。北海道に住む男性100人を対象にした調査によると、冬は夏よりも収縮期血圧で6㎜Hgほど高かったという結果が報告されています。

血圧が高めになる冬は、心筋梗塞や脳卒中の発作が起こりやすくなります。それを防ぐためには、部屋を暖かくすることです。**特に早朝は要注意です**。暖房のタイマーを利用するなどの工夫をしてください。

寒い日の外出にはマフラーや手袋などを用意しましょう。首や指先は、特に温度に敏感です。また、より減塩を意識するのもいいことです。

血圧の下がる夏場にチャレンジしてほしいことがあります。

それは、薬の見直しです。

高血圧の薬はいつまでも飲み続けるものではありません。生活習慣を見直し、時期が来たら薬に頼ることなく正常血圧にすることがベストです。

夏は薬の量を減らしたり、止めてみるチャンスです。ただし、自分の判断だけで決めてはいけません。必ず主治医に相談をしてください。**秋から冬になっても血圧が上がらないようなら、降圧作戦は成功したといえるでしょう**。

46 血圧の低い時間を長くするためにはズボラなゴロ寝も効果的

立った姿勢では、重力の影響で血液が下半身に溜まります。仮に心臓の高さの収縮期血圧が１２０㎜Hgだとすると、頭部は80㎜Hg、下肢は２００㎜Hgくらいになっています。

しかし、この人がベッドに横になったとすれば、どこを測っても１１０㎜Hgとなります。もちろん、重力の影響を受けないからです。

血圧は常に変動しています。いくら健康な人でも、１日の生活のうちには収縮期血圧が１５０㎜Hgを超える瞬間がときどきあります。

血圧を下げる目的は、血管に負担をかけないことですね。**そのためには、血圧が高**

い時間をなるべく短くすることを心がけるべきです。

そう考えると、ソファのゴロ寝は悪いことではありません。その間は、確実に血圧が下がっているからです。

食事をしてすぐにゴロリと寝転がると、食後血糖値が急激に上がります。**夕食を摂ったら散歩や軽い運動で血糖値を下げ、その後、ソファにゴロリとするのがおすすめです。**テレビでも見ながらベッドに入るまでの時間をリラックスして過ごしてください。その間は、血圧を確実に低く保てます。

しかも、副交感神経がじわりと働いて入眠もスムーズにいきそうですね。

47 女性は50歳代から高血圧が急増する。特に更年期以降、油断は禁物

会社の健康診断で血圧を気にする人は、断然、男性が多いそうです。実際に50歳代以下での高血圧症の患者数を見ると、女性は圧倒的に少数派です。これは、エストロゲンという女性ホルモンに動脈硬化の進展を抑え、血圧を上げない働きがあるためと考えられます。

しかし、女性が閉経を迎える更年期以降、女性の高血圧が急増し、60歳以上では患者数が逆転します。血糖値や中性脂肪値でも同様の傾向があります。

若い頃は、「血圧？　私は心配ないわ」と気楽に構えていた女性でも、50歳以降に高血圧になる可能性は高いといえるのです。高めの血糖値、肥満、喫煙などのリスク因子があれば、危険度は倍増します。

高血圧症の有病者数の年代別、男女別の比較

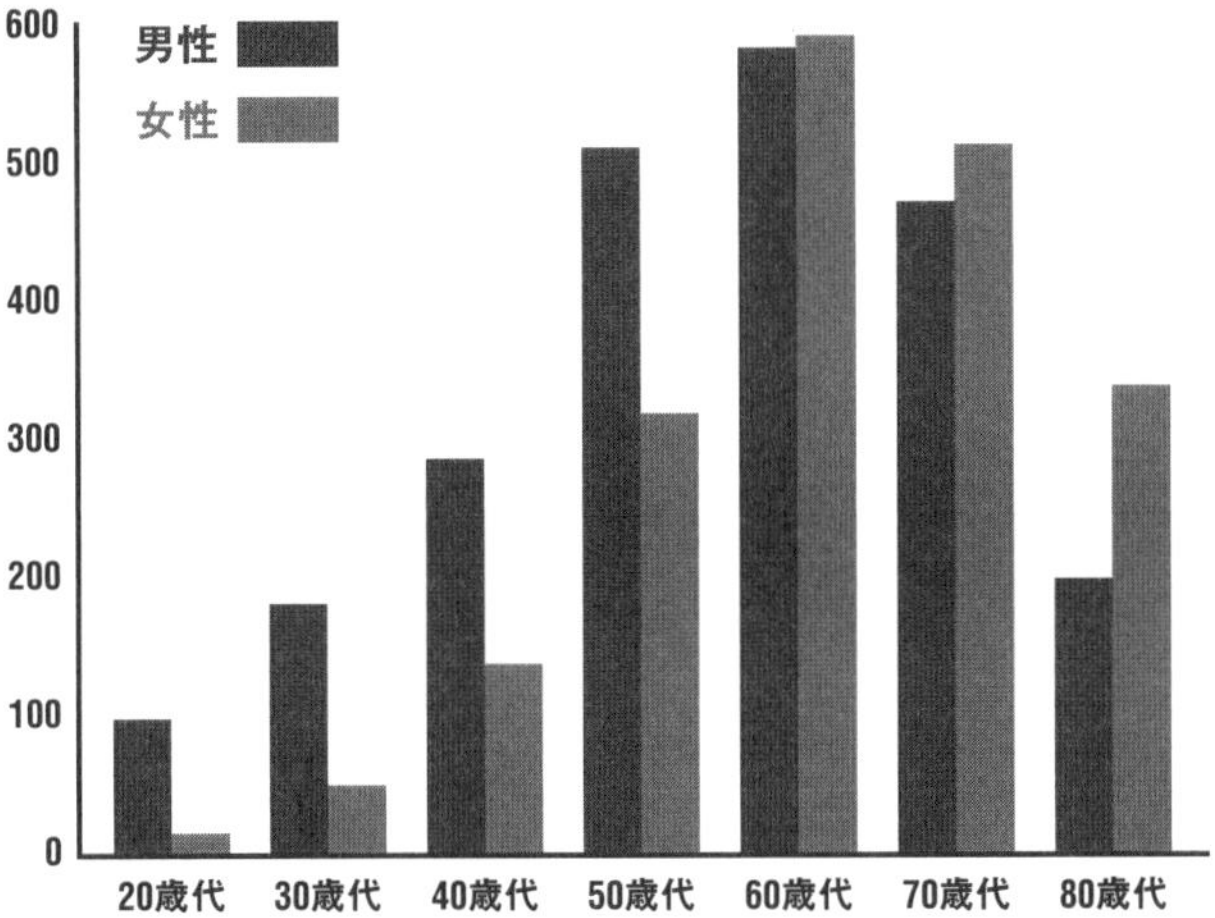

50歳代から女性の高血圧は増え始め、60歳代では男性の患者数と逆転する。

出典:「三戸麻子　女性の高血圧の病態と高圧療法」(日本内科学会雑誌)

48 糖質を抑えた食事でインスリン過剰を防止しよう

交感神経を刺激する物質のひとつにインスリンがあります。

インスリンは血液中に増えた糖質を肝臓や筋肉に取り込み、血糖値を下げる物質として知られています。本来、善玉であるはずのインスリンが血圧を上げるとは、どういうことでしょうか。

健康な人が食事をすると、すぐにインスリンが分泌されて上がりかけた血糖値を下げてしまいます。優秀な消防隊が未然にぼやを消火する作業と似ています。

しかし、常に血糖値が高い人は、インスリンが効かなくなっています。この状態をインスリン抵抗性といいます。

インスリン抵抗性になると、血液中に活用されないインスリンが増えていると考えられます。このインスリンが交感神経を刺激するのです。

糖尿病の人は高血圧を併発するケースが多いことが分かっています。インスリンはそのひとつの機序といえます。

インスリンはすい臓のランゲルハンス島という小さな組織で細々と作られています。人間の体は飢餓に対する備えはあっても、あり余るほどの食糧を想定して設計されていません。飽食の時代に見合った大量のインスリンを分泌できれば、糖尿病の患者数はこれほど多くならなかったはずです。

その貴重なインスリンを無駄にして、さらに高血圧の原因にしてしまうのは愚かなことです。

糖質を控えた食事を実践して、血糖値を低く抑えたいものです。そうすれば、高血圧の原因をひとつ減らすことにつながります。

49 毎朝測る家庭血圧で動脈硬化を発見

せっかく家庭で血圧を測るわけですから、血圧の記録から健康状態を判定するテクニックを紹介しましょう。

収縮期血圧と拡張期血圧の差を脈圧といいます。

毎朝、血圧を測っていても脈圧を意識することはないと思います。ときどき収縮期血圧から拡張期血圧を引いた値を計算してみてください。たとえば、毎月1日と15日の月2回と決めておけば、ちょうどいいかもしれません。

脈圧の正常値は40〜60です。たとえば、収縮期血圧が130㎜Hgであれば、拡張期血圧は70〜90㎜Hgがふさわしいということになります。

逆に脈圧が75㎜Hg以上の場合は血管が硬くなっていると考えられます。その原因は、

年齢による脈圧の変化（動脈硬化の疑いがある場合）

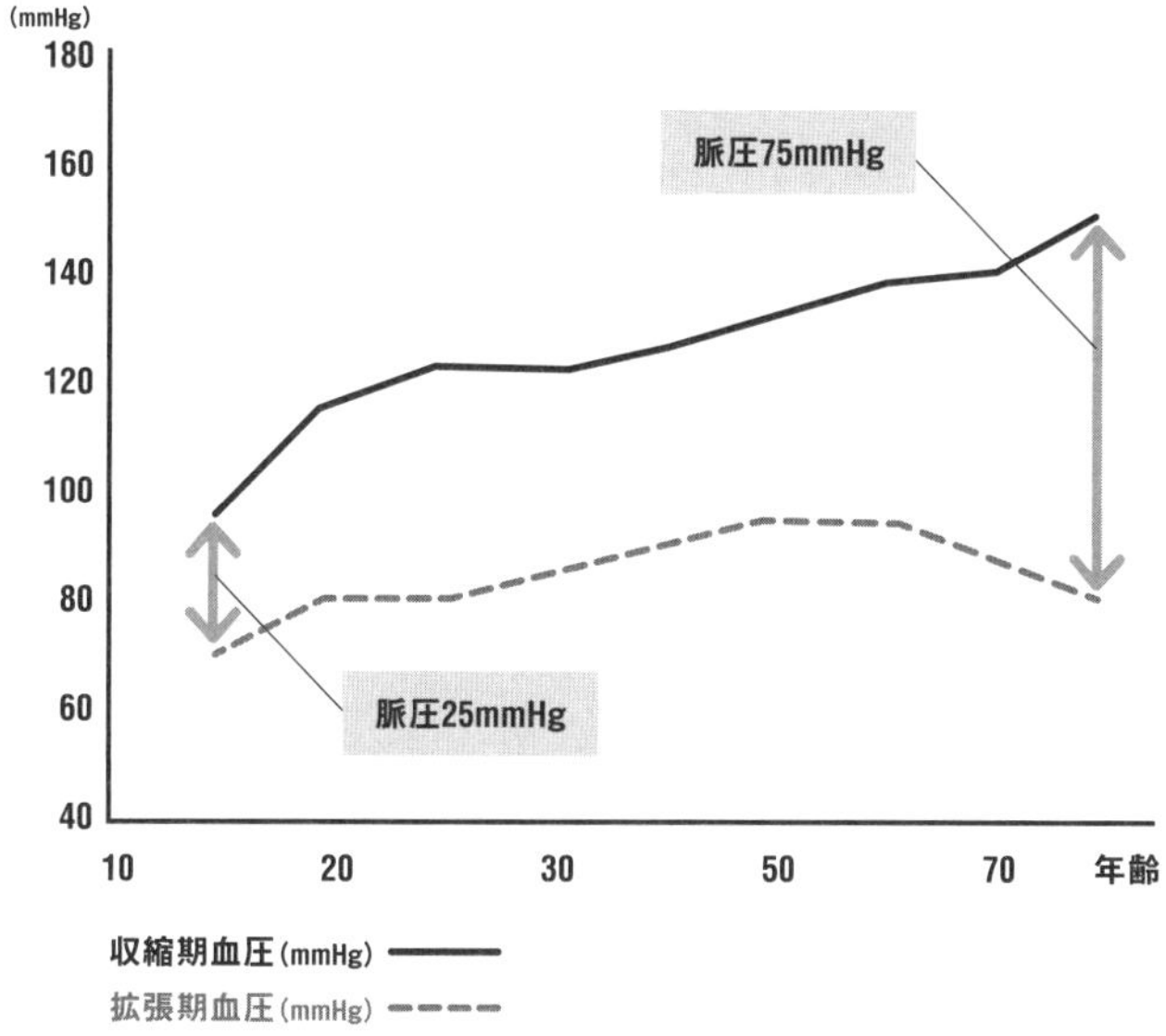

収縮期血圧と拡張期血圧の差を脈圧という。脈圧が大きいと、血管の老化が疑われる。

出典:「知恵の泉」(https://chienoizumi.com/ketuatusa.html)

動脈硬化の進行です。

血管が硬い人は血圧が短時間で変動しやすくなります。診察室に入った途端に血圧が急上昇したり、逆に入浴後に急降下します。危険な発作を起こしやすい状態です。

動脈硬化の進行は左右の腕で測る血圧の差でもチェックできます。

左腕でいつものように血圧を測ったら、1、2分休んでから右腕で同じように測ってみてください。**左右の血圧の差が10％以上ある場合は、動脈硬化が進行している疑いがあります**。

たとえば、左腕で測った収縮期血圧が145㎜Hgで、右腕が128㎜Hgであれば、10％以上の差があることになります。

動脈硬化の不安があるときは、専門医に相談してください。そのときに毎日の計測記録を持っていけば、完璧です。

第4章

血圧を下げるおすすめ運動習慣

毎日少しずつでOK!

50 毎日少しずつでもいいから体を動かす習慣をつけよう

食生活の改善、自律神経のセルフコントロールと並ぶ、高血圧対策が運動です。運動は思い出したようにときどき行っても効果は期待できません。少しずつでもいいので、定期的に行うことが大切です。運動習慣による主な効果をまとめてみました。

1 **血流をよくして血圧を下げる**
2 **中性脂肪を減らして肥満解消**
3 **血糖値を下げる**
4 **筋肉を維持する**
5 **ストレス解消、自律神経を整える**

運動は有酸素運動と無酸素運動に分類できます。

代表的な有酸素運動は、ウォーキング、ジョギング、サイクリング、水泳、水中ウォークなどです。一般的には15分ほど運動を続けると脂肪の燃焼が始まるといわれています。週に2～3回ほど、30分程度の運動をするのが理想です。

しかし、まったく運動をしてこなかった人にとっては、たとえウォーキングでも億劫なものです。その気持ちはよく分かります。

そんな人は、日常生活でなるべく体を動かすようにしましょう。通勤のバスを歩きに変えたり、スーパーへの買い物をクルマから徒歩に変えたりするだけで違います。

そのときには、なるべくスタスタと歩く意識をしてください。

無酸素運動とは筋肉トレーニングのことです。

筋肉を維持することは血糖値の安定やサルコペニア予防のために大切です。ウォーキングのときにスクワットをするなど、有酸素運動とセットで行いましょう。

51

定期的な運動習慣は、何歳からでも血管を若返らせる

若々しい血管はしなやかで柔らかく、血液が通るときの圧力を逃がすため、血圧が低く安定します。一方、老化で硬くなった血管はその圧力をまともに受けるために血圧が高くなります。

一度老化した血管は元に戻らないと悲観する人もいますが、そんなことはありません。生活習慣を改善することで、若返りは可能です。

血管の内壁を構成する内皮細胞には、活性化機能という若返り機能があります。いわゆる新陳代謝です。**この若返り機能を活発にするのがNO（一酸化窒素）という物質で、内皮細胞自身が生み出しています。**

運動をすると内皮細胞のNO生成が活発になることが分かっています。つまり、定期的な運動は、脂肪の燃焼や血糖値改善ばかりでなく、血管自身の健康にも貢献しているわけです。

内皮細胞から生まれたNOには、血液を固まりにくく、サラサラにする効果も認められています。固まりやすい血液は、脳梗塞や心筋梗塞の発作を起こしやすいことが分かっています。血液はサラサラがベストです。

逆にNOの発生が少ないと、内皮細胞そのものが硬くなり動脈硬化を起こしやすくなります。動脈硬化は、内皮細胞の傷口に酸化されたコレステロールが入り込むことによって発生します。硬い血管は傷つきやすいのです。

毎日の運動習慣が血管を若々しく保ち、血流をスムーズにしてくれます。少しずつでいいので、生活の中に運動習慣を増やしていきましょう。

52《有酸素運動》ウォーキングなら誰でもラクに始められる

最も手軽に始められる有酸素運動がウォーキングです。特別に用意するものもなく、今日からでもスタートすることができます。しかし、ある程度の道具をそろえて、「続けるぞ」という意気込みを示すことも重要です。ウォーキングシューズと運動用の短パンを新調するだけで気合いが入ります。

ウォーキングで重要なのはフォームです。顎を引き、背筋を伸ばします。そして、親指の根元で蹴って、かかとで着地するようにします。この姿勢で歩くとふくらはぎに力が入り、血行がよくなります。

正しいフォームは維持するのがつらいため、すぐに元のラクな姿勢に戻りがちです。なるべく集中してフォームを維持するようにしてください。

ウォーキングの正しいフォーム

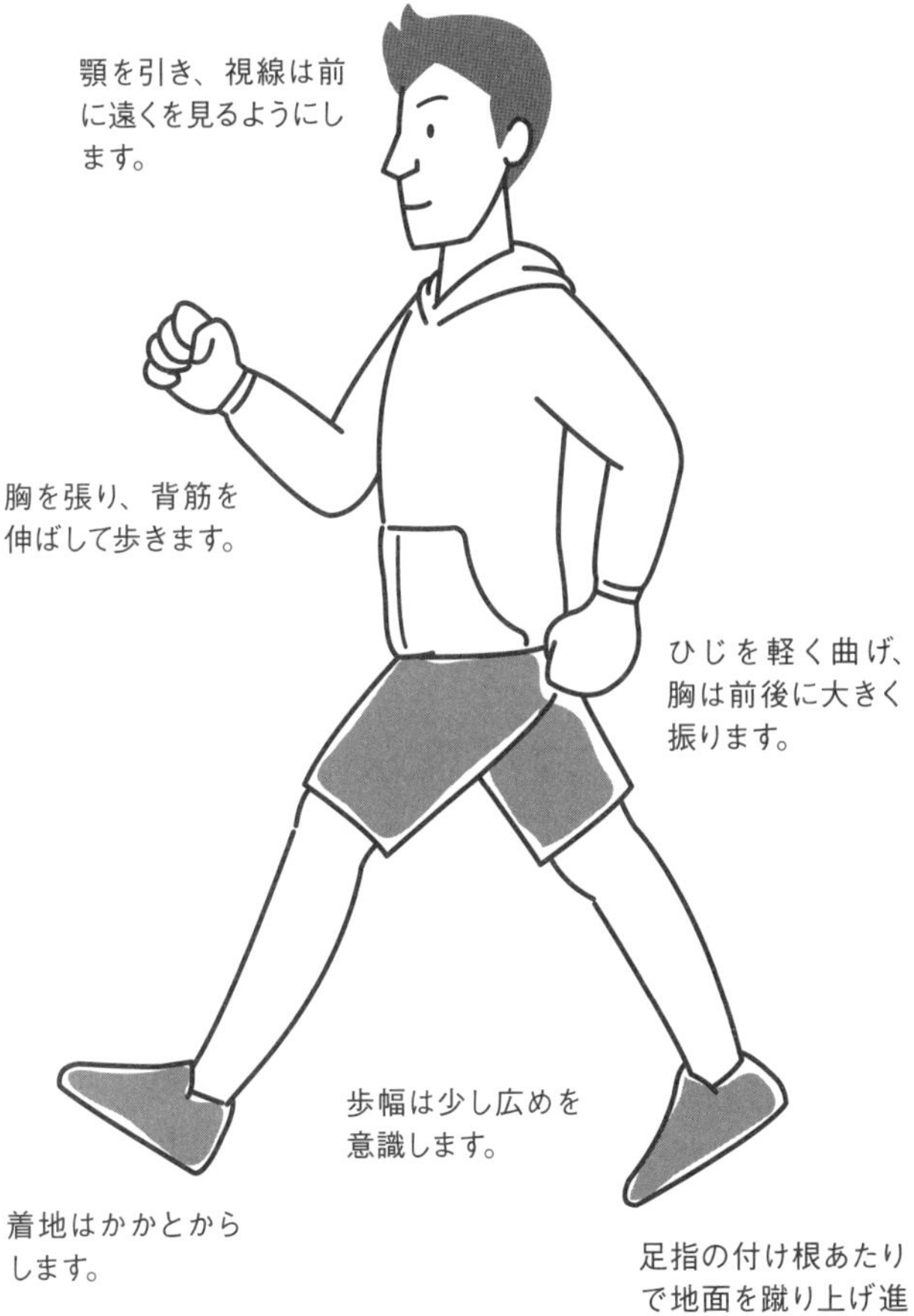
顎を引き、視線は前に遠くを見るようにします。
胸を張り、背筋を伸ばして歩きます。
ひじを軽く曲げ、胸は前後に大きく振ります。
歩幅は少し広めを意識します。
着地はかかとからします。
足指の付け根あたりで地面を蹴り上げ進みます。

53 《筋肉トレーニング》スロースクワットで大きな筋肉を鍛えよう

筋肉トレーニングというと、トレーニングジムに通うことを連想しますが、家で手軽にできるものもたくさんあります。おすすめはスロースクワットです。スクワットは太ももの裏側のハムストリングを鍛える筋トレです。ただし、血圧が高いときは禁止です。血圧が安定してから行いましょう。丈夫な足腰を維持するためには、太ももの後ろ側の大きな筋肉を鍛えるのが効果的といわれています。しかし、筋肉痛、こむら返り、肉離れを起こすことがあるので注意が必要です。

スロースクワットのコツは、ゆっくりと行うことです。「1、2、3……」と5までゆっくり数えながら腰を落としていきます。そして、同じように数えながら上体を上げます。5回を1セットとして3セットずつ、朝と夕方に行うといいでしょう。

スロースクワットのやり方

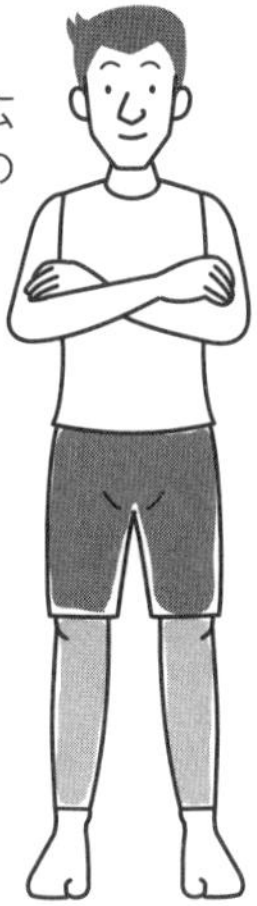

足を肩幅より少し広めに開き、腕を胸の前で交差します。

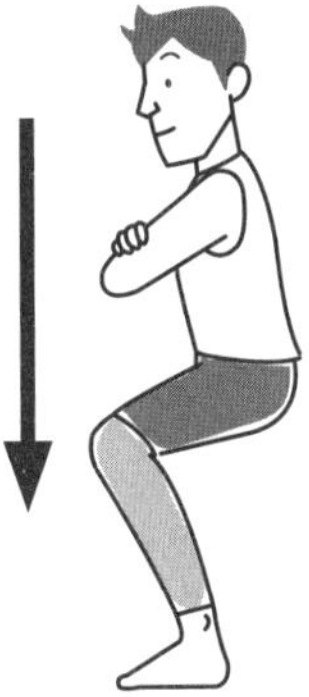

5秒ぐらいかけて、息を吐きながらゆっくりとひざを曲げます。ひざがつま先の真上にくるまで曲げます。お尻を少しだけ、後ろにつき出すようにひざを曲げると太ももに力が入ります。

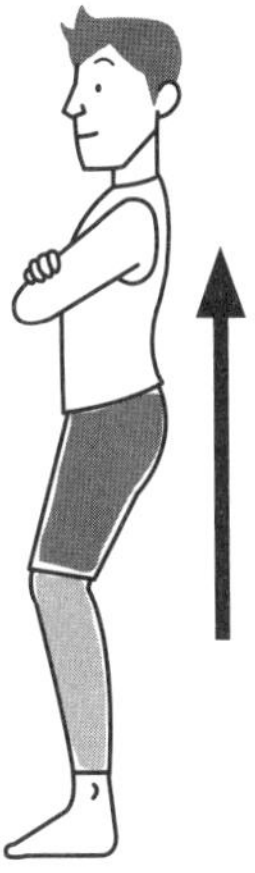

やはり5秒ぐらいかけて、鼻から吸いながらゆっくりと立ち上がります。立ち上がったときに、ひざが伸び切らない状態にして、再び曲げの動作に入ります。

胸のトレーニング
（大胸筋）

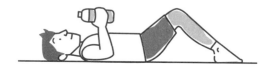

1 床に寝て、胸の前に水の入ったペットボトルを構える。

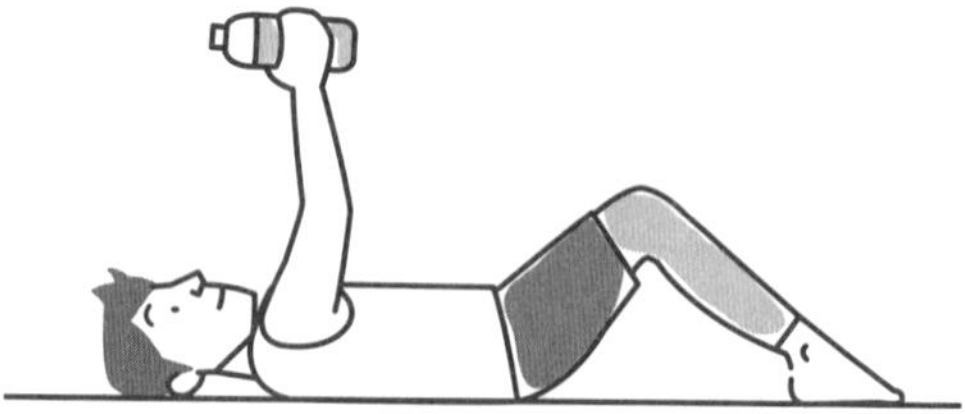

2 まっすぐ上に押し上げる。腕の筋肉を意識する。

腕のトレーニング
（上腕二頭筋、上腕三頭筋）

1

両ひじを直角に曲げて耳の脇にペットボトルを構える。このとき胸を大きく開く。

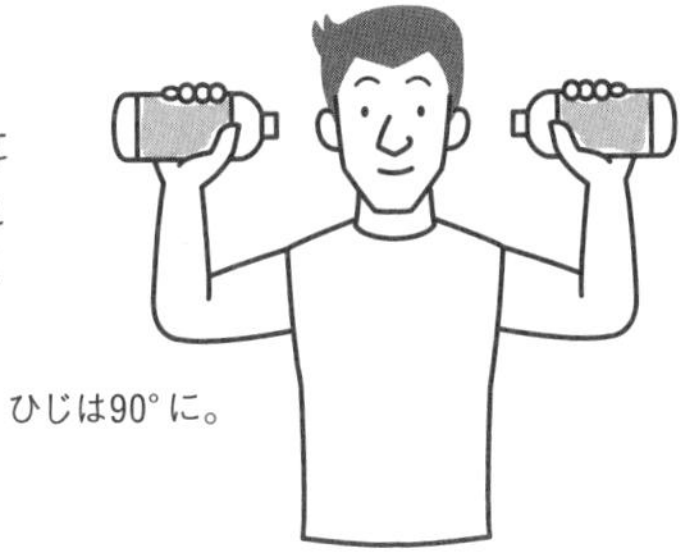

2

ひじをまっすぐに伸ばして、ペットボトルを突き上げる。腕が耳につくようにする。

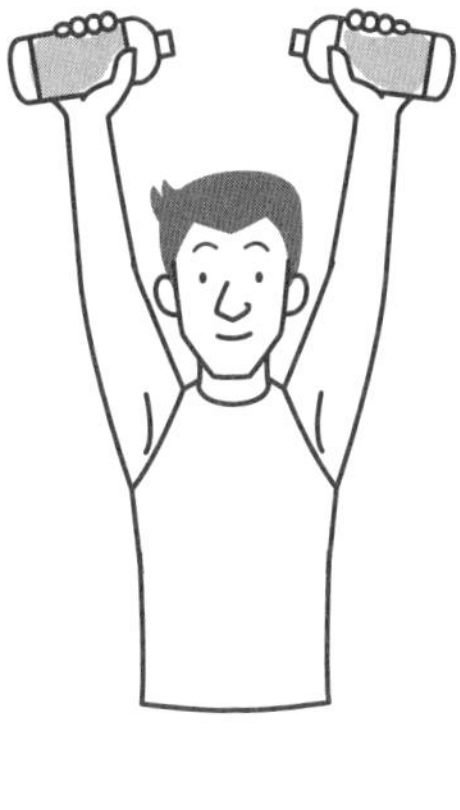

54 《マッサージ》骨と筋肉を感じながら強めに行う

マッサージはテレビを観ながらでもできる簡単健康法です。また、お風呂に入ったときに行う習慣をつけると、より効果が期待できます。

マッサージのコツは、やや強めに行うことです。さするほうの手や指を皮膚に密着させ、骨や筋肉をしっかりと感じながら動かします。そうすることによって骨や筋肉の奥に広がる血管をもみほぐすことができます。

ふくらはぎは第二の心臓といわれます。下半身に溜まった血液を上に押し上げるポンプの役目をしています。特にじっくりと刺激してください。

腕のマッサージ（左右）

上腕

片方の手のひらで上腕をしっかりつかみ、左右に筋肉をねじったり、上下に動かしながら少しずつ位置をずらしていく。

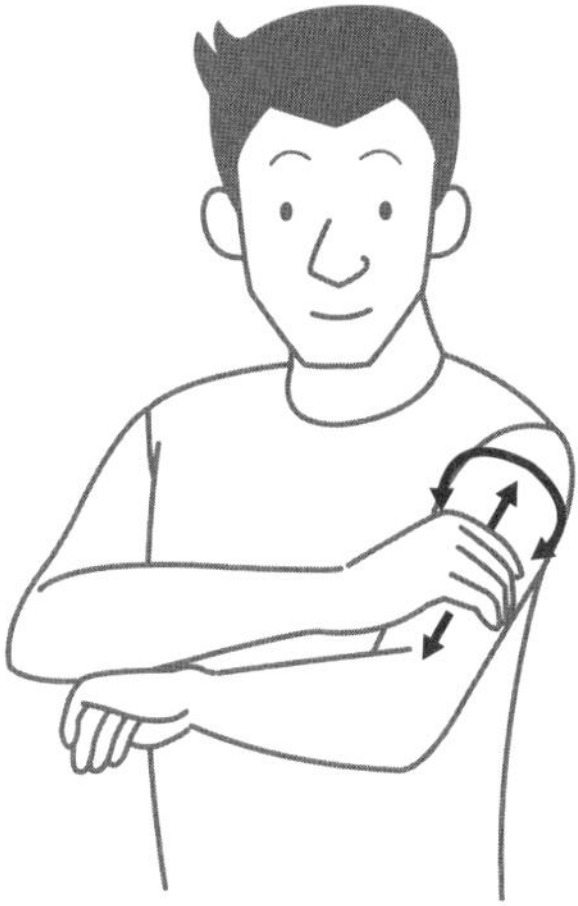

前腕

上腕と同じように、手のひらで前腕をつかんで左右にねじったり、上下に動かしながら少しずつ位置をずらしていく。

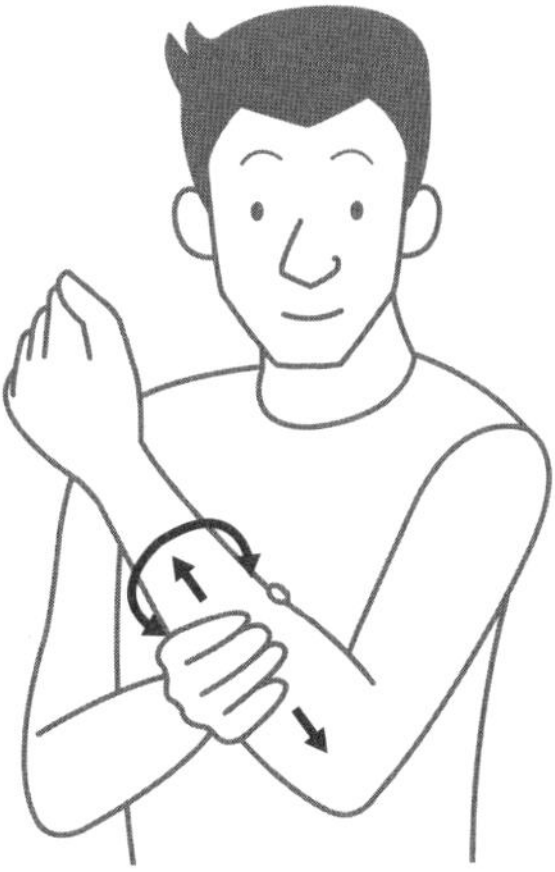

腹つまみのマッサージ

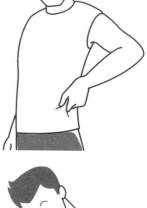

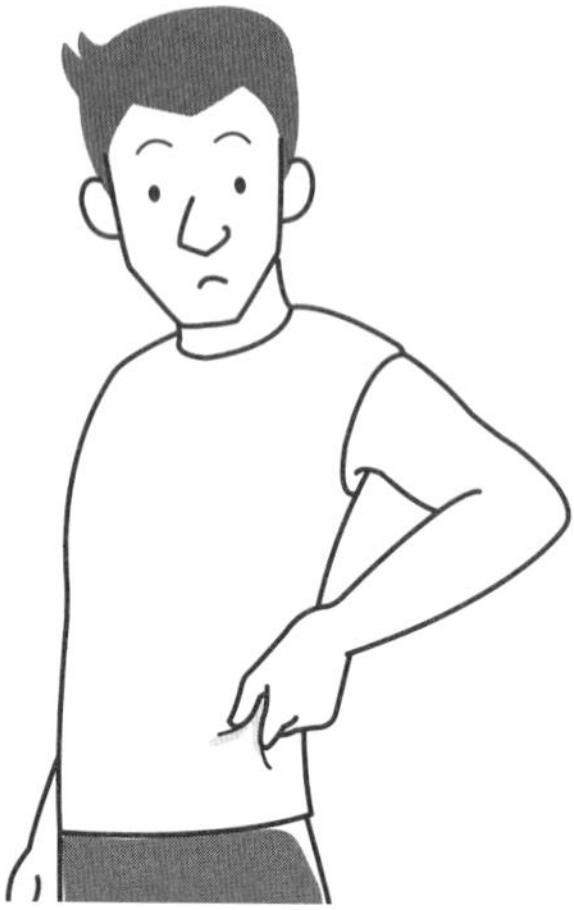

1

脇の下から骨盤にかけての脇腹を、上から下に少しずつ位置をずらしながら手でつまんでいく。左右10回ぐらいずつ行う。

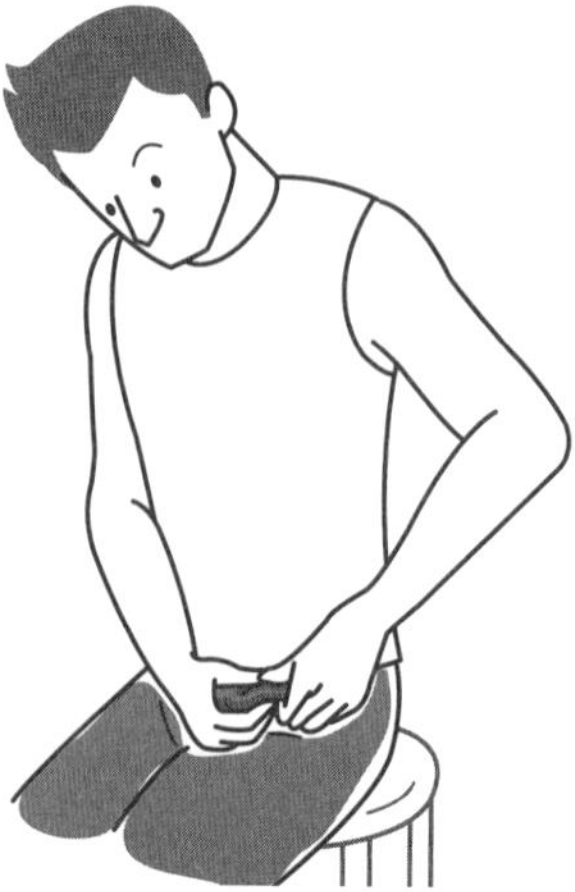

2

そけい部の上あたりも左右10回ずつつまむ。椅子に腰かけると、つまみやすい。

ふくらはぎマッサージ

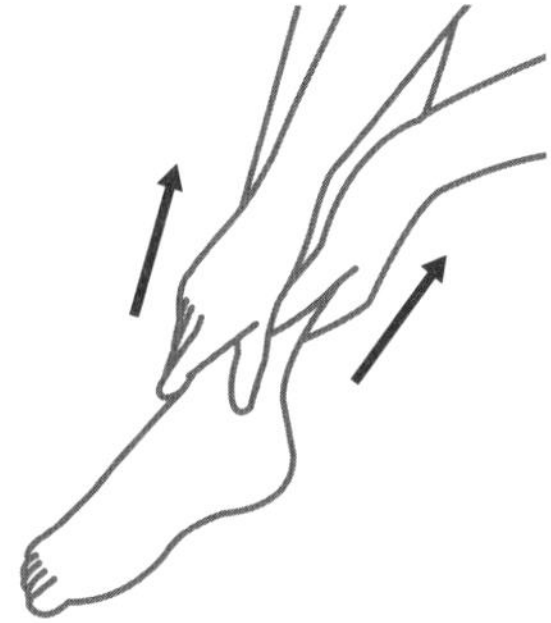

1 足首を両手で挟み、ゆっくりとやさしくふくらはぎまでさすり上げる。

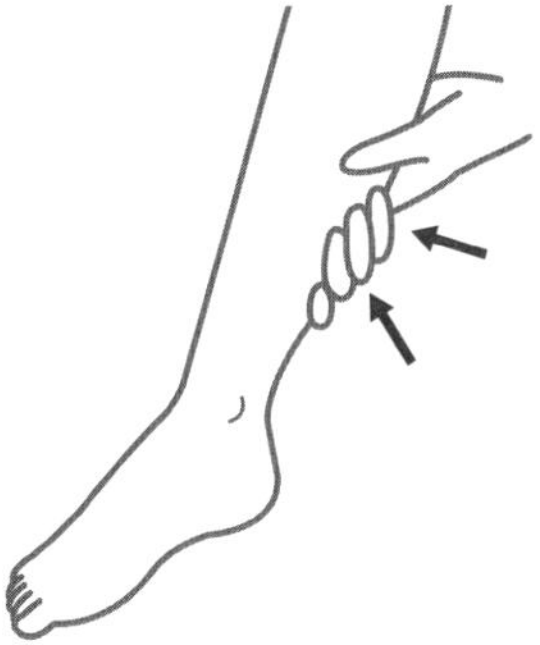

2 ふくらはぎは手の指で押すように、ていねいにもみほぐす。

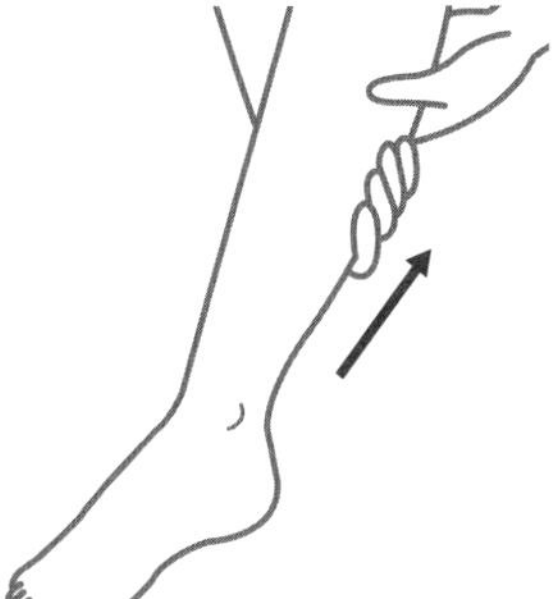

3 ふくらはぎからひざ裏までやさしくさすり上げる。

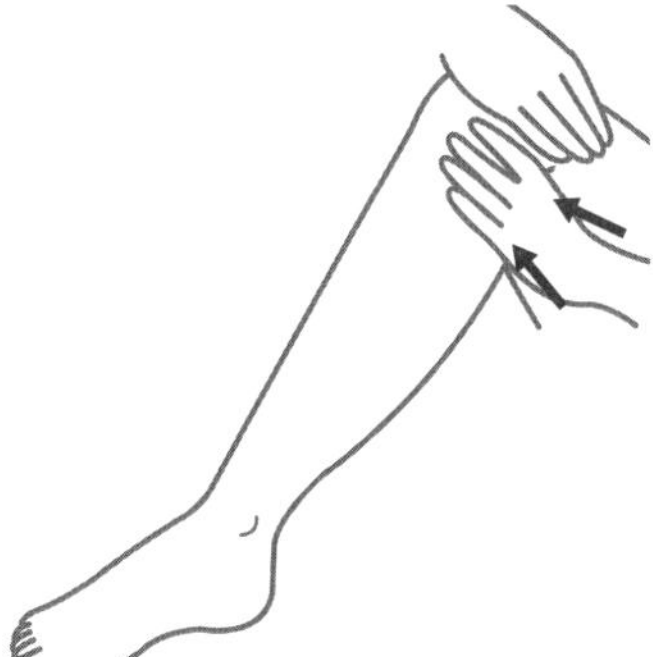

4 ひざ裏に手の親指を入れ、ひざ裏を押すようにもみほぐす。

耳引っ張りマッサージ

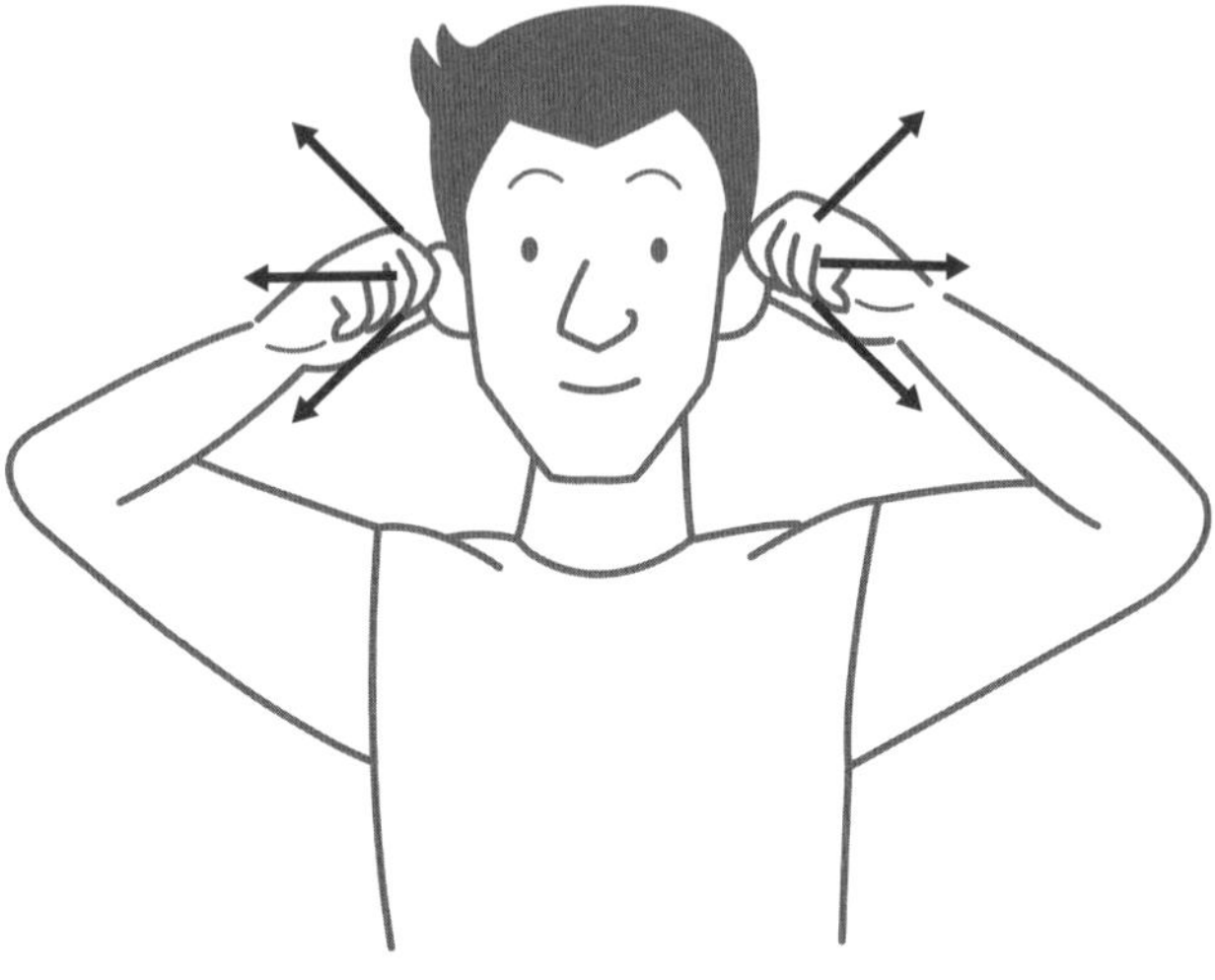

左右の耳たぶを、手の親指と人差し指でそれぞれ挟み斜め下に10回程度引っ張る。続けて真横に10回程度引っ張り、最後は両耳の上端をつかんで斜め上方向に10回程度引っ張る。

頭のマッサージ

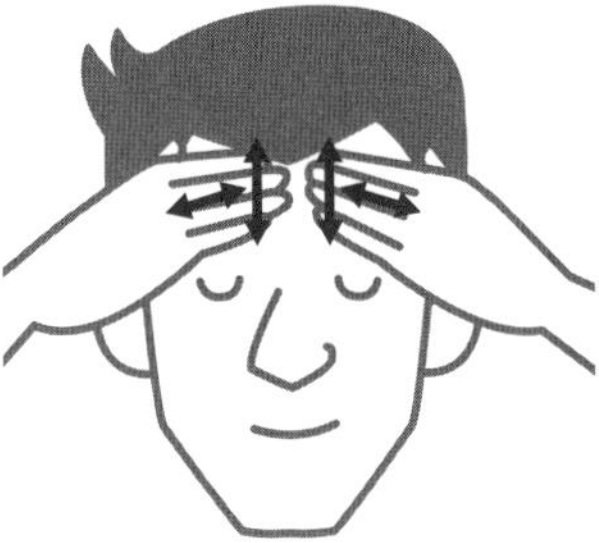

額

額に手を当てて、皮膚と頭蓋骨をずらすようなつもりで、指の腹を使って上下左右に動かす。

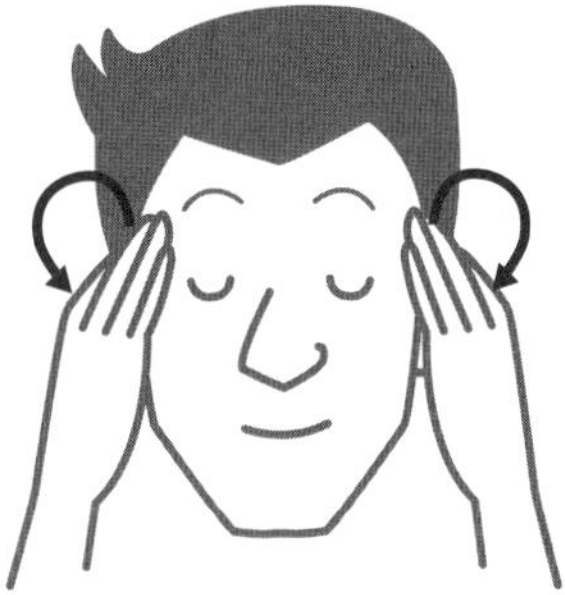

こめかみ

こめかみ周辺を、指の腹もしくは手のひら全体で円を描くように押し回す。

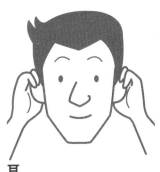

耳

耳の根元をつまみ、やさしく動かしながら耳をもみほぐす。

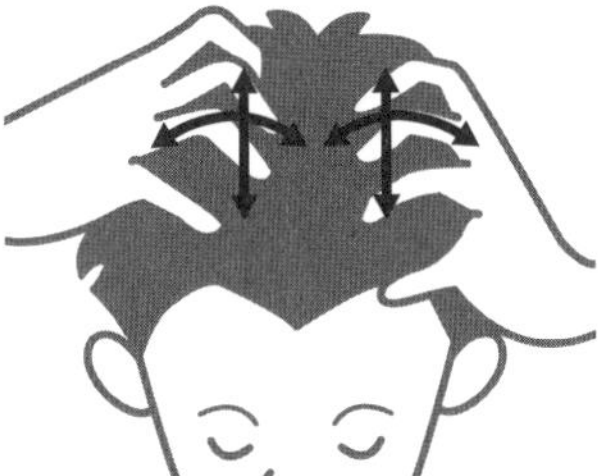

頭

頭頂部に両手の指の腹を当て、頭皮と頭蓋骨をずらすように前後左右に動かす。

手のマッサージ（左右）

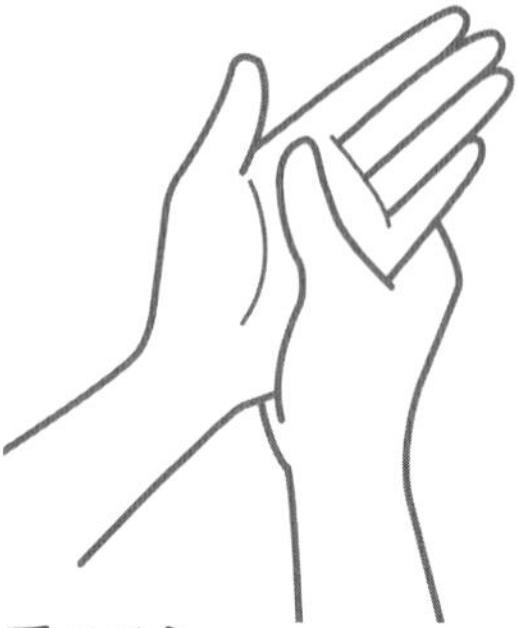

手のひら

手の甲と同じように、手のひらも指の腹でよくもみほぐす。

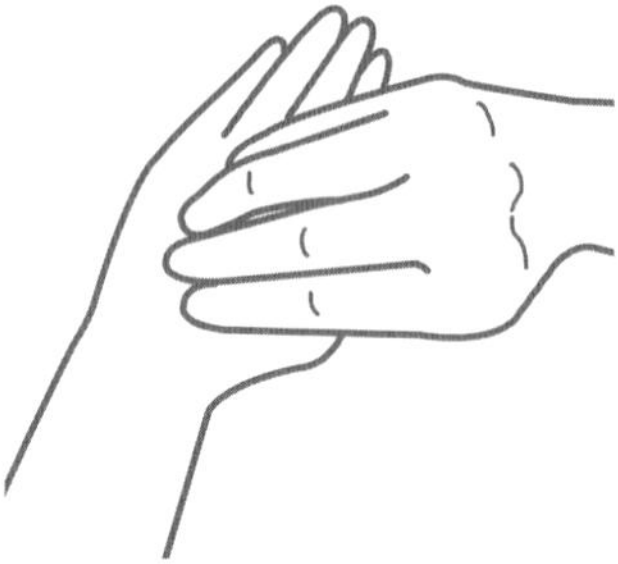

手の甲

手の甲をしっかりつかんでから、指の腹を使ってよくもみほぐす。

手の指

指は1本ずつ握り、指の付け根から爪の先までマッサージする。指の節ごとに左右に回すようにねじったり、引っ張る。指先は、指でつまむようにしてもむのもOK。

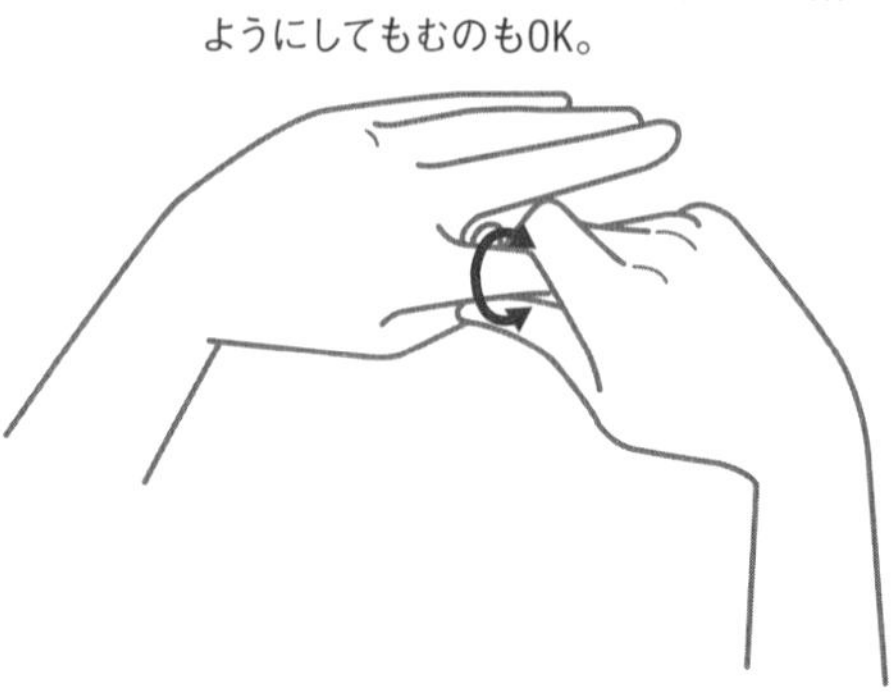

足のマッサージ（左右）

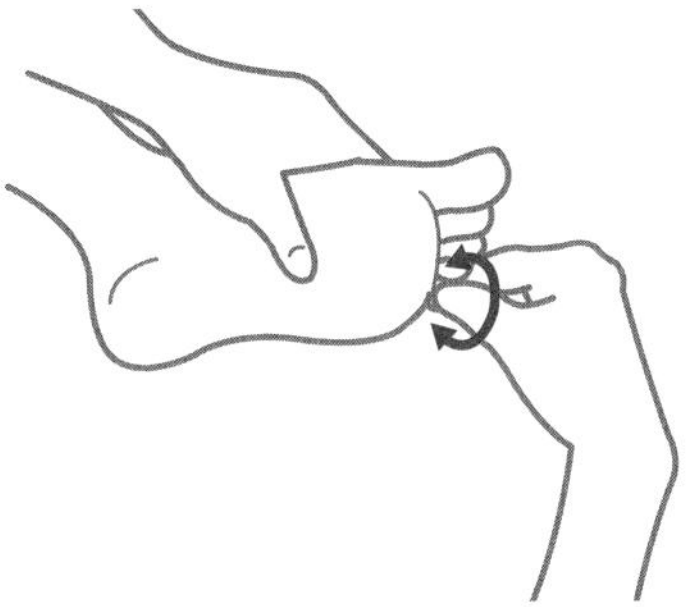

足の指

指は1本ずつ握り、指の付け根から爪の先までマッサージする。指の節ごとに左右に回すようにねじったり、引っ張る。指先は、指でつまむようにしてもむのもOK。

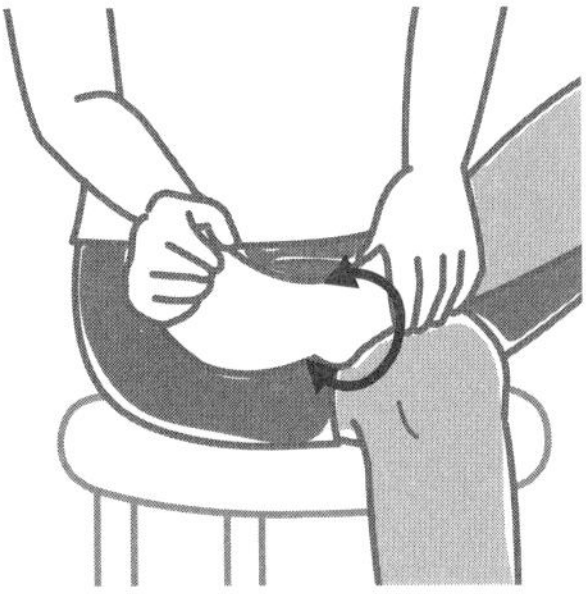

足首

足首を手でしっかり持ち、足先を回すようにマッサージする。足の甲もよくもみほぐすこと。

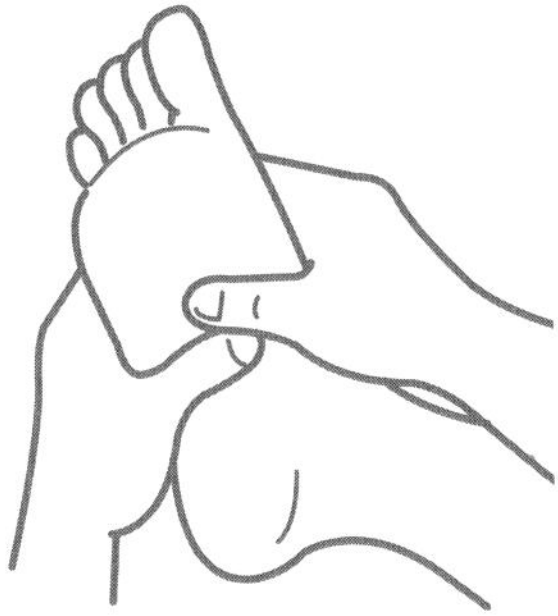

足の裏

両方の手の親指を使って、足の裏全体を押すようにもみ込む。

55 《ツボ押し》
5秒間、正確に押すことが大事

ツボは末梢神経が交差しているポイントです。ツボを押すことによって脳の視床下部に刺激が伝わり、自律神経の働きを促すことができます。

自律神経に直接働きかけるため、ツボ押しには即効性があります。マッサージは継続することで、徐々に体質を改善します。それに対してツボ押しは、すぐに期待した効果が現れるのです。

ツボ押しを自分で行う場合は、ツボの位置を正確に探すことが大切です。骨を頼りに探って、ツーンと痛みを感じるところがツボです。

ツボが見つかったら、適度な強さで5秒間押します。押すときには息を吐き、離すときは息を吸います。体の力を抜いてリラックスして行ってください。

手にあるツボ① 合谷《ごうこく》

頭痛、肩こり、めまいなどに効果

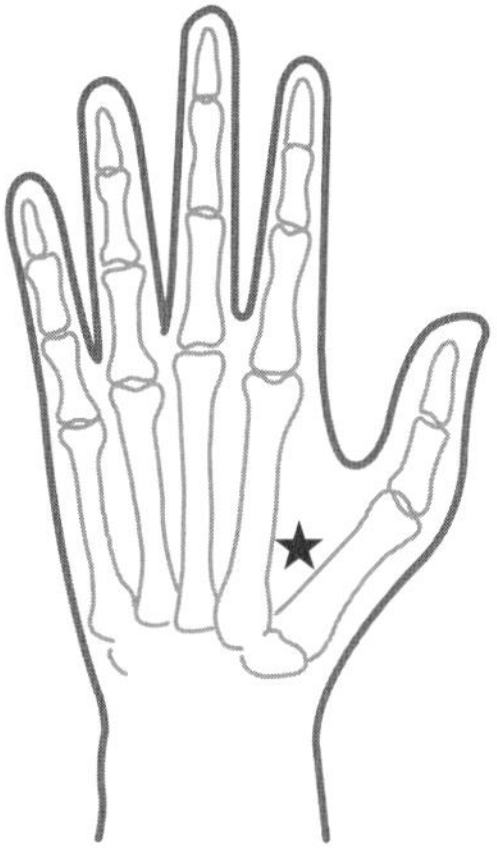

見つけ方

手の力を抜いて、甲を上に向ける。親指と人差し指の骨を基準に、ふたつの骨が接する付け根を探り当てる。そこから人差し指の骨をたどっていき、少し窪んだ部分が合谷。

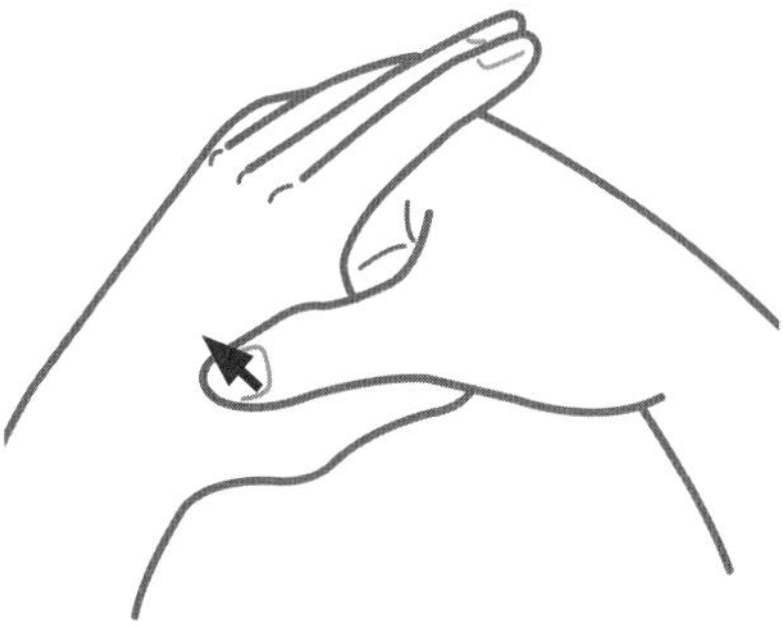

押し方

ツボの位置を確認し、親指を添える。人差し指の骨の内側にもぐらせ、そこから一気に骨を押し上げるようなイメージで刺激する。5秒間押したら鼻から息を吸いながら、少しずつ力を抜く。左右5回ずつ繰り返す。

手にあるツボ② 労宮《ろうきゅう》

ストレス解消に効果

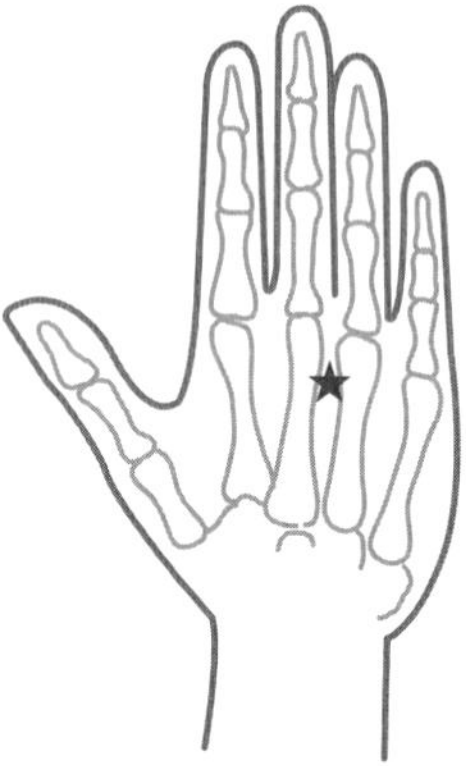

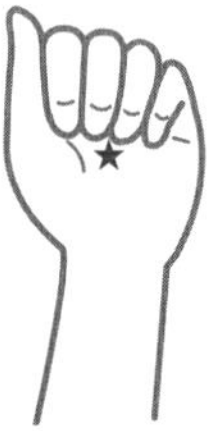

見つけ方

手のひらの中央より少し上にある。軽く指を握ったときに、手のひらとくっつく中指と薬指の間。

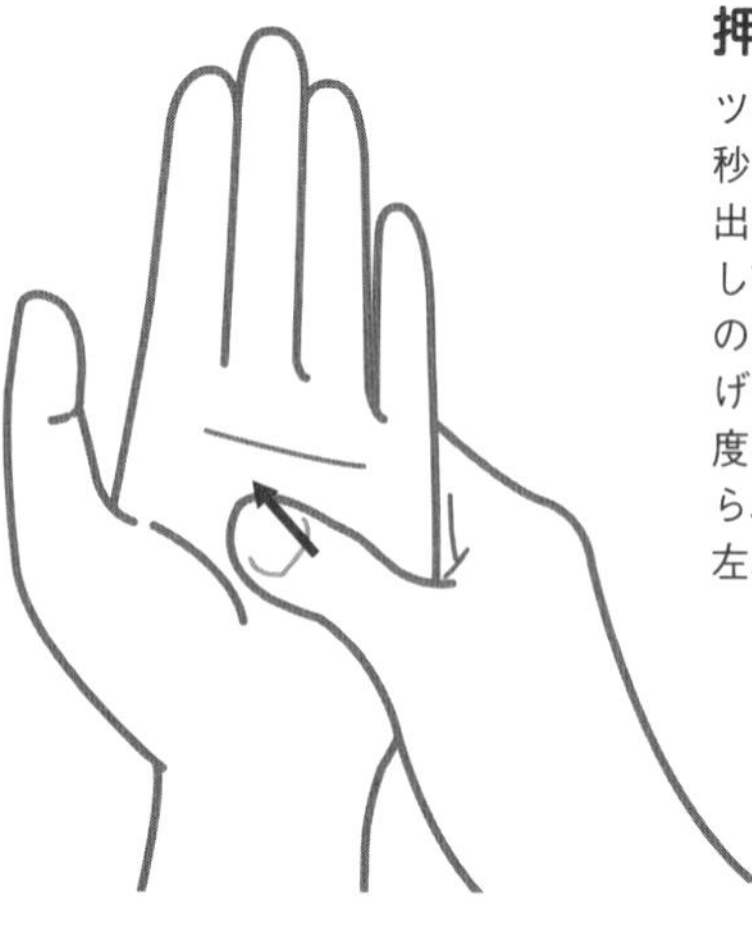

押し方

ツボに親指を当て、5秒程度口から息を吐き出しながら、皮膚に対して垂直に、人差し指の付け根に向け押し上げるように押す。5秒程度鼻から息を吸いながら、少しずつ力を抜く。左右5回ずつ繰り返す。

のどにあるツボ 人迎《じんげい》

血圧を下げる効果がある。のどぼとけの左右両側にある

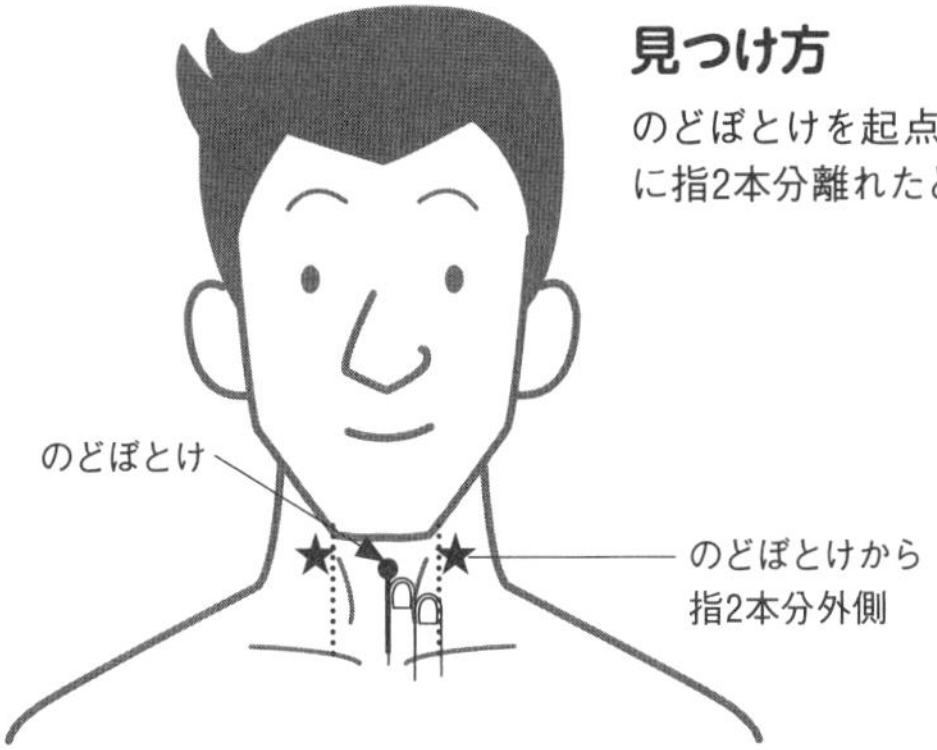
のどぼとけ
のどぼとけから
指2本分外側

見つけ方

のどぼとけを起点に、左右両側に指2本分離れたところにある。

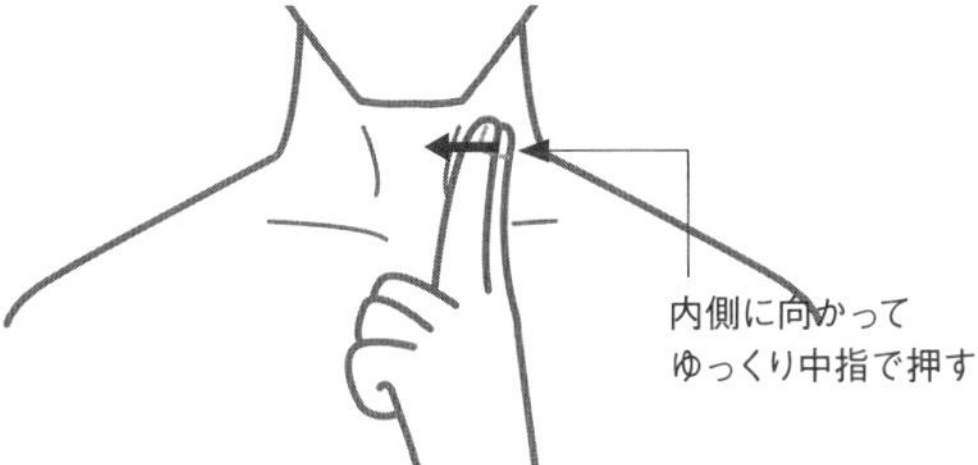
内側に向かって
ゆっくり中指で押す

押し方

人差し指と中指をそろえ、中指がツボに当たるようにする。首の中心に向かってゆっくり押し込む。呼吸が苦しくならない程度の力で、口から息を吐き出しながら5秒程度押し、鼻から息を吸いながらやはり5秒程度かけて離す。5回繰り返し、反対側も同様に行う。

首にあるツボ 天柱《てんちゅう》

首や肩のコリに効果

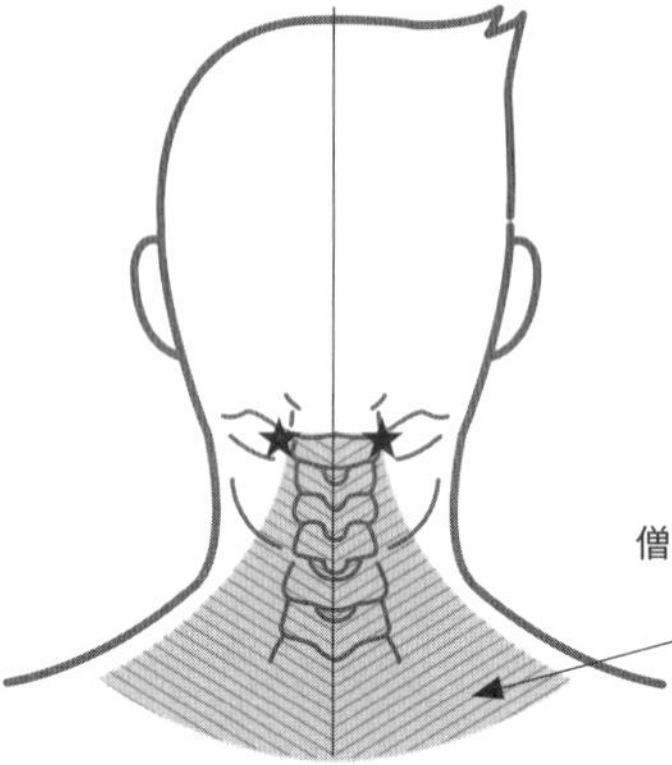

見つけ方

後頭部の背中から首の中心に向かってある僧帽筋のすぐ外側の左右のくぼみにある。

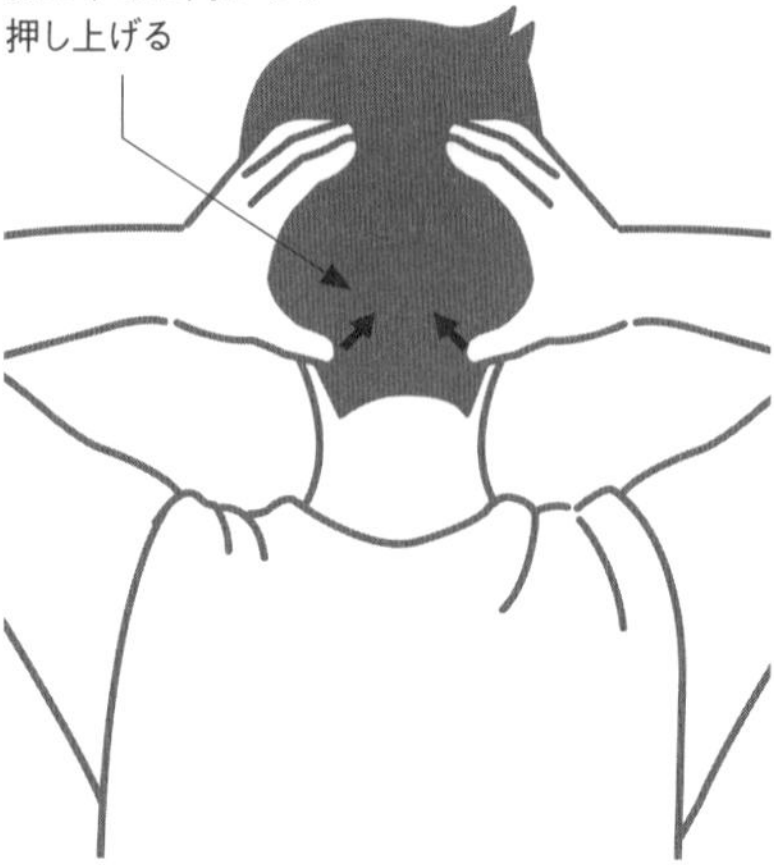

押し方

両手で頭を包み、親指をツボの位置に置く。口から息を吐き出しながら5秒程度、頭の中心に向かって押し上げる。最後は鼻から息を吸いながら少しずつ力を抜く。5回繰り返す。

第5章

高血圧が引き起こす病気と対策

これだけは知っておきたい!

56 アメリカでは高血圧の基準値が変更、130㎜Hg以上が高血圧に

2018年は高血圧治療にとってターニングポイントの年となりました。

アメリカの国立衛生研究所がSPRINT（スプリント）と呼ばれる大規模な実験の研究結果を発表したのです。この実験は収縮期血圧が160㎜Hg以上の9250人の高血圧患者をふたつのグループに分け、片方は従来どおり140㎜Hgに下げ、もう一方は120㎜Hgまで下げて治療を行うという内容でした。

そして、5年間にわたる追跡調査の結果、120㎜Hgまで下げたグループの死亡率が明らかに低かったという結論を導いたのです。これは大方の予想を覆す驚きの結果でした。これまでは140㎜Hgが適正であり、120㎜Hgまで下げるのは体に無理がかかると考えられていたからです。

現在の成人における高血圧の診断基準

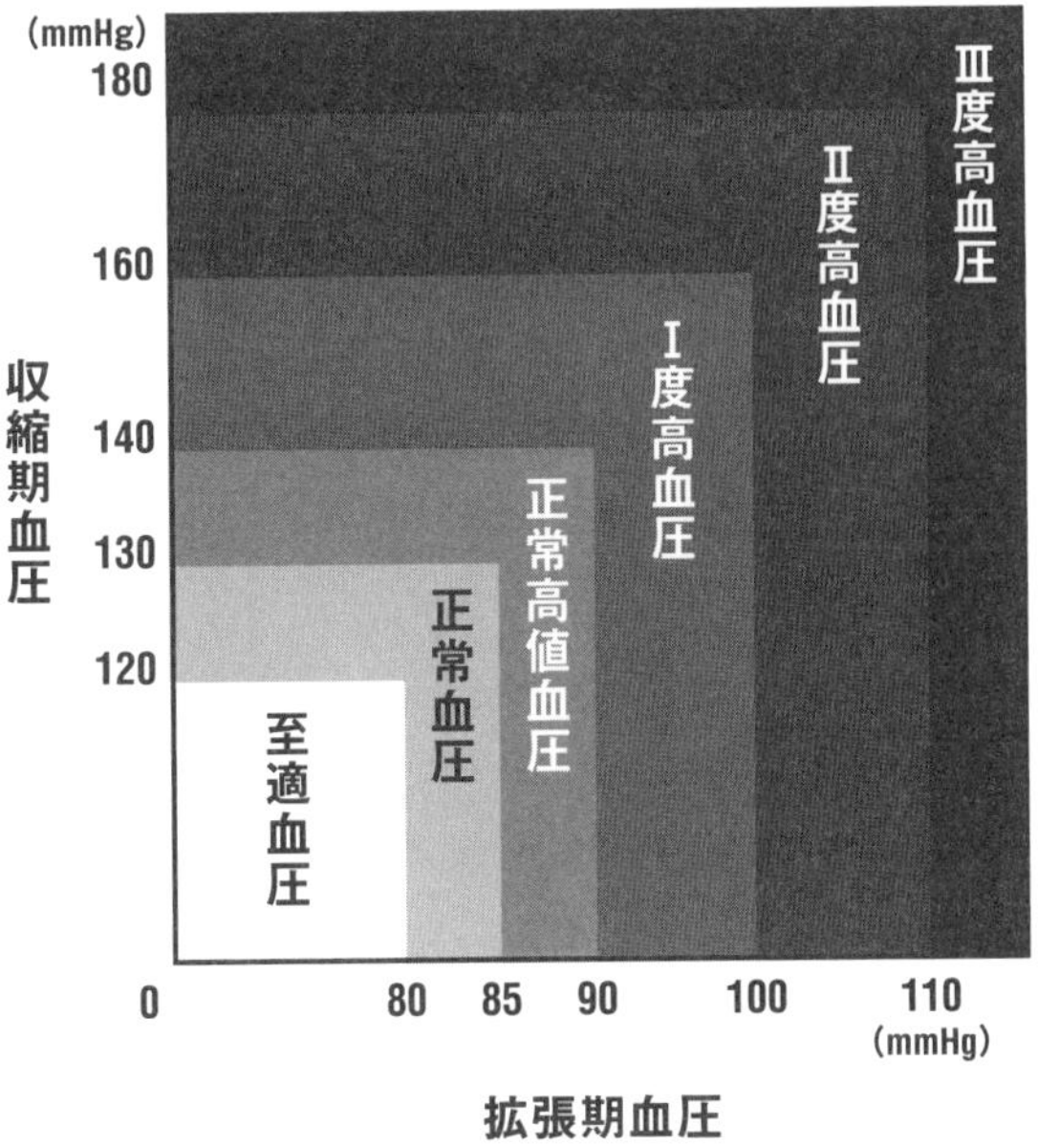

「高血圧治療ガイドライン2014」
（日本高血圧学会作成）より

しかも、75歳以上の高齢者においても、同様の結果が報告されました。

この研究結果を受けて、アメリカでは高血圧の基準値が収縮期血圧140㎜Hg以上から130㎜Hg以上に引き下げられました。

日本の高血圧学会では、今年早々ガイドラインを変更する予定です。高血圧の基準はいままでどおり上の血圧140㎜Hg、下の血圧90㎜Hg以上とする予定ですが、これまで「正常高値血圧」だった「130㎜Hg以上、140㎜Hg未満」の人たちも「血圧高め」と診断されることになる予定です。

しかし大幅に変更になるのは、基準値だけではありません。治療の目標値も従来の140㎜Hgから130㎜Hgへと変更され、従来よりもさらに厳格な治療目標が設定されることになりそうです。

57 至適血圧でも血管に負担はかかる。血圧を低く抑え臓器ダメージを軽減

かつての日本では、「年齢＋90」が適正血圧だと考えられていました。60歳なら150㎜Hg、70歳なら160㎜Hgでいい、というわけです。新しい治療目標の130㎜Hgと比べると隔世の感がありますね。

考えてみれば、たとえ至適血圧の120㎜Hgであっても、血管には負担がかかっているわけです。同様に心臓や腎臓、網膜などの血管が多い臓器にも、血圧に応じた負担が常にかかっています。

人生100年時代が到来しようとしています。今後、がん治療が進歩したら人間の寿命はさらに数十年も延びるのか、と聞かれますが、そうはならないと考えます。なぜなら、それぞれの臓器にはそれぞれの寿命があるからです。毎日、止まることなく

一生懸命に働き続ける臓器もいつか寿命を迎えます。**大切な臓器の寿命を延ばすためにも、血圧はなるべく低く保つべきです。**それが万が一に備える予防医学の考え方です。

血管の傷み具合のバロメーターとなるのが、動脈硬化です。動脈硬化が起こった血管はしなやかさを失って硬くなり、血管病を起こすリスクが高くなります。**動脈硬化は頸動脈のエコー検査によって診断することができます。**動脈硬化が起こった血管は狭くなり、血流が悪くなります。その様子が一目瞭然、モニターにはっきりと現れるのです。

コレステロール値と血圧が高い人は、一度エコー検査を受けることをおすすめします。

動脈硬化が認められると、脳梗塞、心不全の危険性が高くなります。生活習慣を含めた治療を開始する合図と考えてください。

動脈硬化が起こる仕組み

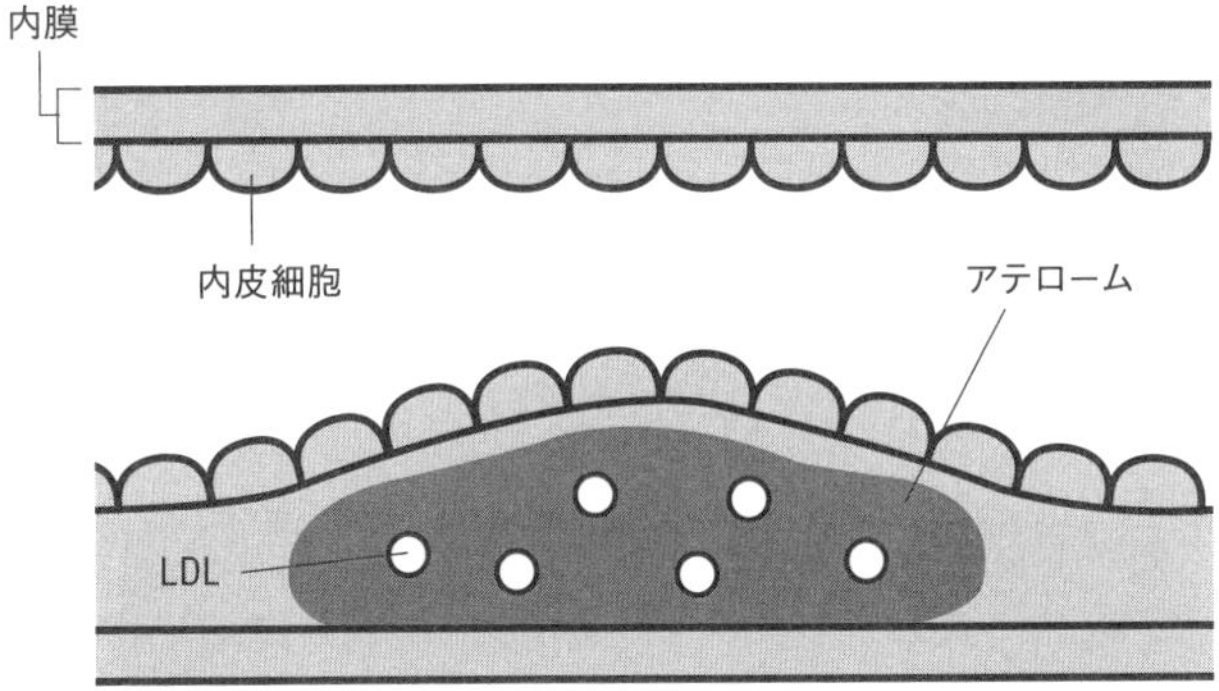

動脈硬化とは血液中のLDL（悪玉）コレステロールなどが内皮細胞に入り込みアテロームを作り、それが大きくなって血管の内腔を狭め、血流が悪くなる現象。

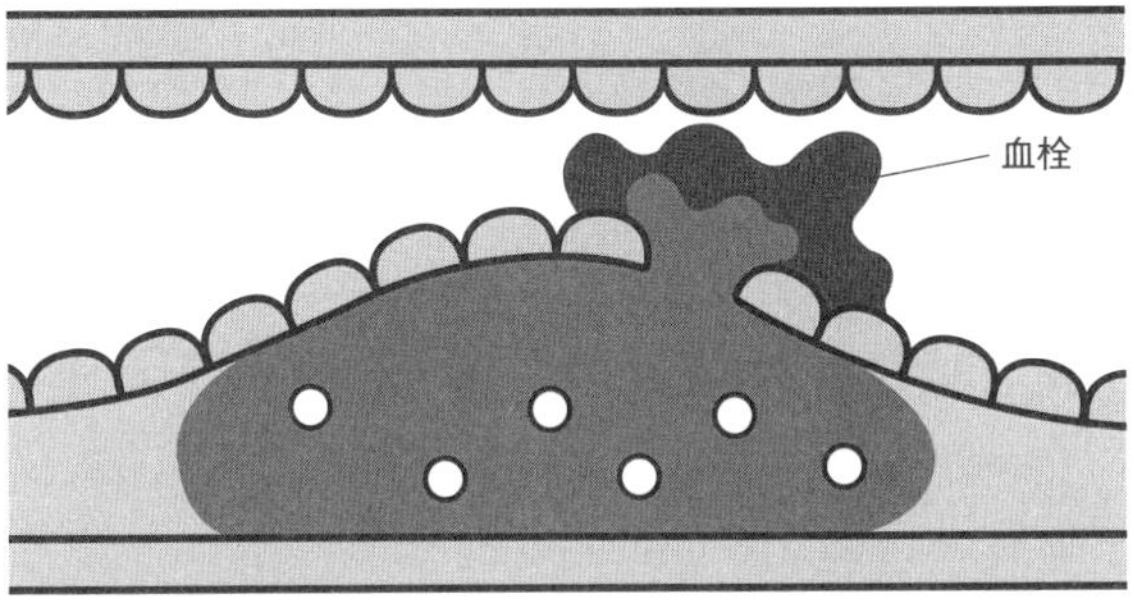

アテロームの被膜が壊れてできた血栓が心臓の血管の内膜を完全に塞ぐ（詰まらせる）と、心筋梗塞が起こる。

58 脳梗塞は高血圧の合併症。症状を見逃す隠れ脳梗塞にも注意

高血圧の代表的な合併症が脳卒中です。脳卒中は脳の血管が破れる脳出血と血管が詰まる脳梗塞に分けることができます。塩分を多く摂っていた1960年頃では脳出血が大半でしたが、現在は脳梗塞が7割ほどになっています。

脳梗塞のうち、脳にできた動脈硬化が原因の病気を脳血栓と呼びます。動脈硬化によるプラークが破れることによってできた血栓が、血管を細くして詰まらせるのです。主に細い動脈が枝分かれする部分に発生するのが特徴です。

また、心臓の不整脈が原因となるケースを脳塞栓といいます。心房細動《しんぼうさいどう》という心臓の壁が震える病気によってできた血栓が、突然はがれて血流に乗り、脳の太い血管を

塞ぐのです。心房細動は脈がまったく不規則になる病気で突然起こりますが、やはり高血圧が続くとこの病気になりやすくなります。意識障害や寝たきりの大きな原因となります。

胸が急にドキドキすることがあるような人ではこの病気の可能性がありますので医師に相談してください。

脳梗塞はどこの血管が詰まるかによって現れる症状が変わります。手足や顔面の片側が麻痺する片麻痺、手足の感覚がなくなる感覚障害、言葉が出なくなったり理解できなくなる失語、人の顔が認識できない失認などです。医療の進歩によって脳梗塞による死者は減っています。発作から3時間以内に治療をすれば後遺症を残さない「t‐PA血栓溶解療法」も一般的になってきました。**一方で、軽い症状を見逃す隠れ脳梗塞が多い現状も明らかになってきました。**隠れ脳梗塞は再発が多いことも課題です。

脳梗塞は要介護に陥る一番の原因です。しっかりとした対策が必要です。

59 高血圧が原因で起こる心不全も増加中

心臓の働きが何かの原因で弱くなると、体に血液を十分に送ることができなくなります。この症状を心不全と呼びます。

心不全の主な原因は４つ挙げることができます。

心肥大、冠状動脈疾患、心臓弁膜症、心筋症です。

心肥大は高血圧が要因となる病気で、近年、患者数が増えています。

高血圧によって体の末端の細い動脈が硬くなります。すると、血液を全身に送るために強い力が必要になります。すると、心臓自身が多くの血液を押し出そうと頑張ります。その結果、心臓の筋肉が厚くなります。通常、９～11㎜の心筋が13～14㎜になるのです。

肥大した心臓は次第に収縮、拡張ができなくなります。空回りを繰り返す心臓の筋肉は疲れて力を失い、心不全を起こしてしまいます。

冠状動脈疾患も高血圧が原因となります。冠状動脈は心臓を取り巻くように走る血管で、冠状動脈疾患は狭心症、心筋梗塞などの病気の総称です。

心筋に酸素や栄養を届ける冠状動脈で動脈硬化が起こると、心筋への酸素補給が不十分となります。その結果、運動したときなどに胸痛を起こすのが、狭心症です。冠状動脈の動脈硬化がさらに進展すると、狭くなった内腔が血栓で詰まりやすくなります。その状態が心筋梗塞です。急性心筋梗塞は命に関わる怖い病気ですし、たとえ助かったとしても心筋が働かなくなる心不全に陥り日常生活が困難になります。現在ではカテーテル治療や冠状動脈バイパス手術で心筋梗塞での死亡率は減りましたが、それでも5％の人が亡くなっています。

60 脂肪肝が肝臓の機能を低下させる

高血圧、高血糖値、脂質異常、肥満とリスク因子がそろうと、肝臓に障害が起こり始めます。

健康な人の肝臓には3～5％の脂肪がありますが、10％を超えると脂肪肝と診断されます。脂肪肝になった肝臓をエコー検査で見ると、銀色に輝いて写ります。まさにフォアグラ状態です。

かつては肝臓の障害はアルコールの飲み過ぎが原因と考えられていました。しかし、まったくお酒を飲まない人でも脂肪肝になることが分かってきました。

原因は、ずばり、糖質の取り過ぎです。炭水化物や甘いお菓子を食べ過ぎることによって、中性脂肪が肝臓に蓄積されるのです。そうなると、肝臓に備わっている体を守るための調整機能が、逆に交感神経を活性化させてしまい、高血圧の発症につながっていくおそれもあります。

脂肪肝になると肝機能が低下します。肝臓は「人体の化学工場」と例えられるように、毒素の分解や糖代謝、消化液の生成など重要な働きを担っています。肝機能が低下すると、体のいたるところに不調が現れます。

最初に現れる自覚症状は、「体がだるい」「疲れが取れない」「食欲がない」など、漠然とした感覚です。正しい知識がないと見逃しがちですが、慢性的に続くようなら肝機能が衰えている可能性が高いといえます。

さらに症状が進行すると、首の毛細血管が腫れたり、手足にむくみが出ます。こうなると肝硬変になっているかもしれません。

また、糖尿病を併発するリスクも高くなります。

脂肪肝と診断されたら、すぐに治療を始めてください。早期発見、早期治療が肝臓病を防ぐ最良の方法です。

61 腎臓と血圧は深く関係している。腎機能が衰えると血管病が高リスクに

高血圧の代表的な薬が利尿剤です。パンパン型の高血圧を治すには、血液中の水分とナトリウムを体外に排出するのがシンプルで効果的だからです。**利尿剤が有効に働くためには腎臓が健康でなければいけません。**

腎臓にはネフロンという器官が100万個もあり、そこで血液をろ過して尿を作っています。ネフロンは、毛細血管が毛玉のように丸まった糸球体をそれぞれひとつずつ持つ構造となっています。

高血圧の状態が続くと糸球体の毛細血管が切れたり詰まったりします。すると豆電球が消えるように、ひとつ、ふたつとネフロンが機能しなくなります。

その間に自覚症状はまったくありません。長い年月の間に、静かに腎臓の機能は衰えていきます。

血液のろ過作用が不十分になると体内に老廃物や毒素が溜まるようになり、さらに尿にたんぱくが混ざります。

このような症状が出ると、腎不全や尿毒症に進む可能性が高くなります。そして、最悪の場合、人工透析による治療が必要となります。

近年、血管病全体の進行を見極める指標として、慢性腎臓病（ＣＫＤ）が注目されています。**腎機能の低下が、心不全や脳卒中と相関関係にあることが分かってきたからです**。言い換えれば、腎臓の健康状態が、血管の健康状態を反映しているのです。

慢性腎臓病は尿検査と画像検査、血液検査で診断することができます。もし、慢性腎臓病と分かったら、まず血圧を下げることが求められます。

腎臓と血圧は深い関わりを持っているのです。

62 高血圧は認知症の原因にもなる。おかしいな、と感じたら即受診

超高齢社会となり、認知症が大きな社会問題になっています。厚生労働省は2012年の全国の認知症患者は推定で462万人と発表しました。しかし、病院にかかっていない人が多いのが現状で、正確な数字は把握できていません。**ある専門医は、MCI（軽度認知障害）と呼ばれる認知症予備軍を含めると、なんと1400万人が認知症を患っていると述べています。**認知症は65歳を超えると発症が急増します。認知症予防が大きな課題となることは間違いありません。

年を取ると誰でも認知症になるものだ、と誤った認識を持っている人がいます。**加齢による物忘れと認知症は、まったく別のものです。**正しく病気を理解して対処する

必要があります。

認知症は原因によって、主に4つに分類できます。どれも脳の大脳皮質が萎縮していくことは同じです。

- **アルツハイマー型認知症**
- **脳血管性認知症**
- **レビー小体型認知症**
- **前頭側頭型認知症**

アルツハイマー型は日本で一番多い病気で、全体の60%を占めます。

アミロイドβという悪いたんぱく質が脳に溜まり、記憶の伝達を司るシナプス（脳神経）に絡みついて働きを阻害することによって発症します。

アミロイドβは生命活動によってできる老廃物です。健康であれば寝ている間にきれいに掃除されますが、血流が悪くなると次第に蓄積していきます。そして、いつの間にか脳がゴミ屋敷のようになり、脳神経が障害を受けるのです。

すなわち、アルツハイマー型認知症は血管の老化、血流の悪化、不眠症などが原因の生活習慣病と考えられます。

高血圧と直接、関係があるのが、脳血管性認知症です。

脳血管性認知症は、脳梗塞や脳出血などの脳血管障害によって脳がダメージを受けることで発症します。

ラクナ脳梗塞は、高血圧によって脳の細い動脈が詰まる小さな脳梗塞です。**自覚症状がほとんどない場合も多く、気がつかないうちに脳梗塞を繰り返していることもあります。**その小さなダメージの蓄積が認知症の原因となるのです。

認知症は本人ばかりでなく、家族もつらい思いをします。家族の様子がおかしいな、と感じたら、すぐに専門医の診察を受けるようにしてください。

63 腎臓で作られるレニンがギュウギュウ型高血圧の原因

人間が健康に生きていくためには、血液をある塩分濃度に保つ必要があります。血液中の塩分濃度が高くなると、それを薄めようとして水分を吸収します。それがパンパン型高血圧の仕組みでした。

一方、血管が絞られても血圧が上がります。これがギュウギュウ型高血圧です。血管を絞るのが腎臓で作られるレニンという酵素です。レニンは血液中のアンジオテンシンというホルモンを活性化させて血管を締めつけます。ちょうど、ホースをつまんだり、握ったりした状態と考えてください。そのほかアルドステロンというホルモンを分泌させて水分を血管内に取り込む作用もあります。

レニンは体内における水分と塩分の調整システムに関わっているのです。

レニンによって血管が収縮すると、血圧の上昇に直結します。これがギュウギュウ型の高血圧の仕組みです。

4億年の昔、生物は海から陸に上がりました。そのとき、塩分の多い海中で維持されていた血圧が下がり、低血圧の状態になってしまいました。そこで血圧を維持するためにレニンというホルモンが分泌されるようになったのです。

逆に考えれば、レニンの分泌を抑えればギュウギュウ型高血圧は抑えることができます。そこで考え出されたのが、多くの高血圧患者が服用しているレニン・アンジオテンシン系阻害薬という薬です。

また、レニンのほか、興奮したときに脳から出るアドレナリンでも、血管は絞られ、必要以上に絞り上げられるとギュウギュウ高血圧になります。

64

薬にはなるべく頼らないのがベスト。やむを得ない場合は、少量使う

高血圧の薬を飲むべきかどうか、いろいろな考え方があります。私は、基本的には薬を飲まなくても血圧を下げることはできると考えています。**収縮期血圧が１４０㎜Hg未満であれば、生活習慣の改善で下げることをおすすめします。**

問題は１４０㎜Hgを超えている人たちです。

もし、３カ月間、生活習慣の改善に取り組んでも血圧が下がらない場合は、一旦、薬の力を借りて１２０～１３０㎜Hgに下げるのがいいでしょう。なぜなら、血圧が高い状態を続けていることがよくないからです。

服用する場合も、薬は少なめがいいでしょう。**そして、血圧が下がってきたら薬を**

減らし、時期を見て止めることを考えます。自分で判断せず、必ず主治医と相談してください。このときに家庭血圧の記録が役に立ちます。

すでに解説しましたが、夏は薬を止めてみるチャンスです。一時的に薬を止めてみて、それでも血圧が上がらなければ、あなたの努力が実ったということです。

高血圧の薬は一生飲むものだ、と思っている人がいますが、それは誤りです。薬に頼っていると、いつまでも生活習慣が十分に改善されません。

高血圧の薬は7つに分類できます。左ページにまとめました。

私のおすすめはカルシウム拮抗薬か、サイアザイド系利尿剤です。カルシウム拮抗薬は、血管の壁に作用して直接血管を広げるほかに、腎臓への血流を増やして、利尿作用をもたらしますので、パンパン型、ギュウギュウ型両方に有効です。

また利尿剤は、パンパン型になった血管を利尿作用によって元に戻します。日本人の高血圧の70％はパンパン型です。**高価な薬は必要ありません。安価で効果的な利尿**

高血圧の薬

利尿剤	サイアザイド系利尿剤	尿から塩を排出し血圧を下げる
血管拡張薬	カルシウム拮抗薬	カルシウムイオンが血管に入るのを抑えて、血管を広げる
	ACE阻害薬	アンジオテンシンⅠがアンジオテンシンⅡに変わるのを止める
	アンジオテンシンⅡ受容体拮抗薬	血管を収縮させるアンジオテンシンⅡの働きを抑制する
	α遮断薬	交感神経の伝達物質が血管を収縮させる行程を止める
心臓の働きを抑える	β遮断薬	ノルアドレナリンの働きを抑えて心臓の収縮力を抑制する
レニン阻害薬	直接的レニン阻害薬	血圧上昇に関わるレニンの働きを直接抑える

剤は、おすすめですが、低カリウム血症や尿酸値を上げる副作用があるため、処方をためらう医師も少なくありません。薬を服用するときは、副作用とほかの薬との飲み合わせに十分、注意をしてください。

最後に医者の見極め方を伝授します。初診時に左右の腕で血圧を測る医者は高血圧の専門家といえます。逆にすぐに薬を出す医者は評価を下げたほうがいいでしょう。

おわりに

生活習慣から、血圧を自分で管理していきましょう

私は40年以上、病院で心筋梗塞、心不全、脳卒中、腎臓病などのいわゆる血管病の診察に従事してきました。これらの病気は高血圧、脂質異常症、糖尿病などの生活習慣病によって血管が硬くなること、つまり動脈硬化の結果発生するものです。生活習慣病という言葉は元聖路加国際病院理事長の故日野原重明先生による造語といわれていますが、まさに若い頃からの毎日毎日の生活のなかで次第に発生するという意味で的を射た言葉と思います。

数年前に病院を定年退職してから、企業、官公庁、町工場、タクシー会社などの従業員の健康診断業務に従事することが多くなりました。そこで感じたことは、高血圧

に対して無関心な現役世代が非常に多いことです。特に血圧が160～180㎜Hgもあり、会社の嘱託医などから毎年警告を受けているにもかかわらず、症状がないからという理由で病院を受診しようとしない人が少なくないのに驚かされます。

血管病は症状が出たときにはすでに手遅れと考えて間違いありません。症状がないからこそ血管病は怖いのです。一方において65歳を過ぎた高齢者では血圧に対して昔ながらの誤った考え方を持っている方々も少なくありません。現在健康ブームでテレビや雑誌などで血圧に関する特集を組んだりしていますが、専門家からすると、疑問を感じる報道も少なくありません。「血圧は高くても大丈夫」というような、専門家からみておかしな本もあります。高血圧について本当のことを知りたい人にとっては不便な時代になっているように思います。本書は高血圧について正しい知識を持ち、生活習慣から血圧を自分で管理していただくために企画されました。読者のみなさまの健康長寿に貢献できれば、これ以上の喜びはありません。

2019年1月　桑島 巖

桑島 巖（くわじま・いわお）
東京都健康長寿医療センター顧問。1945年生まれ。1971年岩手医科大学卒業。1973年より東京都養育院附属病院（現・東京都健康長寿医療センター）循環器科に勤務。1980年アメリカニューオリンズオクスナー研究所に留学。以降、東京都健康長寿医療センター内科部長、東京医科大学客員教授を兼任し、2005年に東京都健康長寿医療センター副院長となる。2009年臨床研究適正評価教育機構理事長就任。主な著書に『血圧が下がる本』（同文書院）、『薬を飲まずに3週間で無理なく血圧を下げる方法』（SBクリエイティブ）、『高血圧ならソバより牛丼』（アスコム）など。

編集協力　株式会社コパニカス
デザイン　下舘洋子
イラスト　BIKKE

本書の内容に関するお問い合わせは、
お手紙かメール(jitsuyou@kawade.co.jp)にて承ります。
恐縮ですが、お電話でのお問い合わせはご遠慮くださいますよう
お願いいたします。

薬に頼らず
血圧を自力で下げるコツ

2019年1月20日　初版印刷
2019年1月30日　初版発行
著　者　桑島 巖
発行者　小野寺優
発行所　株式会社河出書房新社
〒151-0051　東京都渋谷区千駄ヶ谷2-32-2
電話　03-3404-1201（営業）03-3404-8611（編集）
http://www.kawade.co.jp/
印刷・製本　図書印刷株式会社
Printed in Japan
ISBN978-4-309-28695-2